Was mache ich

mit dem Rest

meines Lebens?

Dieses Buch ist
all den Menschen gewidmet,
die ihre innere Vision verwirklichen und
ihre wahre Mission im Leben finden möchten.

Gayan Sylvie Winter

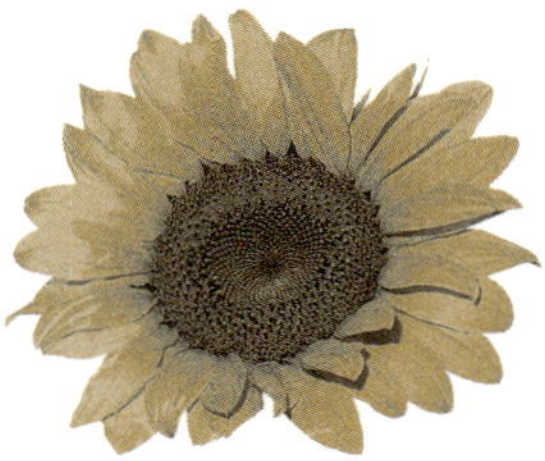

Was mache ich mit dem Rest meines Lebens?

Urania Verlags AG

1. Auflage 2000

ISBN 3-908653-11-8

Cover und Sonnenblumenmotiv:
Gerd Aumann, Kreativ Design, D-65207 Wiesbaden
Satz: GBS, CH-3250 Lyss
Druck und Bindung: FGB, D-79108 Freiburg i.Br.

Printed in Germany

Inhalt

EINLEITUNG

WAS MACHE ICH MIT DEM REST MEINES LEBENS?

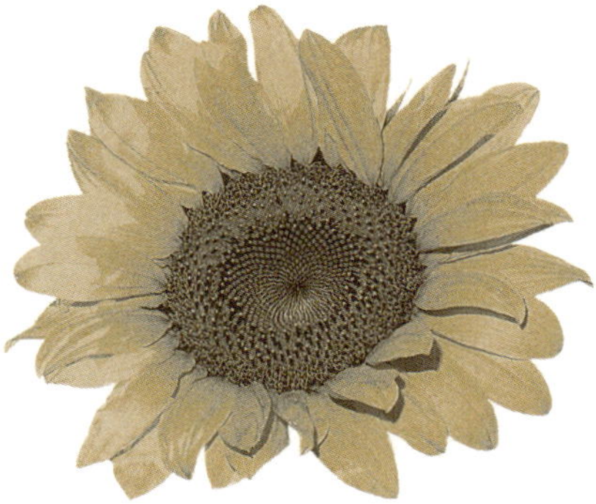

Eine weitreichende Umfrage ergab, daß die meisten Menschen im Laufe ihrer Lebenszeit ihr Leben zwei bis drei Mal vollkommen umstellen und neu beginnen.

Es ist nicht ungewöhnlich, einige Male im Leben freiwillig die Vergangenheit hinter sich zu lassen, um ein neues Dasein zu beginnen. Die wohlbekannte Frage, «Was mache ich mit dem Rest meines Lebens?», stellt sich deshalb spätestens ab der Lebensmitte fast jeder Mensch.

Ich habe versucht, dieser Frage, besonders im geistigen Bereich der menschlichen Entwicklung, auf den Grund zu gehen und einige wichtige, vielleicht sogar unbeachtete Faktoren hervorzuheben.

Mit dieser Frage beginnt die Suche nach dem wahren Lebenssinn. Es eine spirituelle Frage, denn wir betreten in dieser Phase unseres Lebens einen neuen Zeitraum in unserer geistigen Entwicklung. Es ist auch deshalb eine spirituelle Frage, weil wir jetzt den Dingen wirklich auf den Grund gehen wollen. Wir haben genug herumgespielt. Wir haben genügend Dummheiten gemacht und an genügend Unsinn geglaubt.

Die Zeit der Maskeraden und der Verschleierungsmanöver ist vorüber. Es ist an der Zeit, Farbe zu bekennen. Es ist Zeit, zu sich selbst und zu seinem eigenen, inneren Wesen zu stehen.

Mit anderen Worten: Es ist Zeit, sich selbst besser kennenzulernen und den Kontakt zu seinem eigenen Selbst und zu seiner eigenen Seele, zum eigenen Inneren, wiederzufinden. Denn ohne diesen Kontakt ist keine Erfüllung im Leben möglich.

Mit dem Abfallen erledigter Aufgaben geraten viele Menschen in eine Identitätskrise. Nach den durchlebten Zyklen muß sich die Persönlichkeit, muß sich jeder Mensch jedoch wieder neu definieren können, wenn er in Freude und Zufriedenheit weiterleben möchte.

Zu Beginn jedes wichtigen Lebensabschnitts gehen die meisten Menschen durch einen unangenehmen Zustand des Nicht-weiter-Wissens. Diese Menschen stehen buchstäblich an einem Abgrund. Sie stehen vor einem großen Nichts. Ihre inneren Werte beginnen sich unaufhaltsam zu wandeln, und sie können sich an nichts mehr festhalten.

Dieser Umstand macht die größte Angst, da Sie sich dadurch mit nichts mehr identifizieren können. Es bietet sich in einer solchen Phase keine neue Grundlage, kein solider Boden, für eine neue Form der Identifikation.

Wenn man mit dieser Form der inneren «Leere» konfrontiert wird, nützt es nichts, davor davonzulaufen. Es bringt nichts, sich in die Vergangenheit flüchten zu wollen. An diesem Punkt betritt jeder Mensch heiligen neuen Boden.

Wenn die erste Hälfte unseres Lebens dazu diente, den Bedürfnissen der Gesellschaft und dem eigenen Ego gerecht zu werden, so ist die zweite Hälfte des Lebens unserer Seele und unserer inneren Entwicklung gewidmet.

In diesem Augenblick müssen wir alle eine Entscheidung treffen. Wir können nicht mehr zwei Herren dienen. Wer diesen Moment verpaßt und sich in Tätigkeiten flüchtet, die in einen völlig anderen Zeitraum gehören, verliert damit eines der kostbarsten Geschenke seines Lebens: die Möglichkeit, zu erwachen und sich selbst (sein Selbst) zu finden.

Wenn z.B. eine Frau um die fünfundvierzig noch glaubt, ein weiteres Kind könne sie vor der stetig wachsenden inneren Leere bewahren und sie wieder ausfüllen, begeht sie einen großen Fehler. Dieses Kind mag und wird sie zwar über ihre Kräfte hinaus beanspruchen, aber die innere Erfüllung wird ausbleiben. Sie hat einen falschen Zeitpunkt in ihrer Entwicklung gewählt und das Kind aus Egoismus und Angst vor ihrer eigenen inneren Leere in die Welt gebracht.

Das Gefühl der inneren «Leere» und des Nicht-weiter-Wissens ist im Grunde, wenn es recht verstanden wird, immer ein gutes Zeichen. In diesem Augenblick schaffen wir in unserem Inneren Platz für das Mysterium des Unbekannten in unserem Leben. Wir machen Raum für die Arbeit unserer Seele.

Wir müssen jedoch auch die Geduld entwickeln, um das wahre Geschenk dieser angeblichen «Leere», der sogenannten neutralen Zone, zu entdecken und auch genießen zu lernen. Der innere Zustand der neutralen Zone gibt uns die Chance, die kommenden Veränderungen zu verstehen, anzunehmen und in unser Leben zu integrieren.

Durch das bewußte Verständnis, welches in diesem geistigen Entwicklungsprozeß langsam in uns heranwächst, offenbart sich unsere Vision und damit unser neuer Lebensweg.

Darum geht es in diesem Buch. Es geht darum zu lernen, für sich selbst eine neue Realität zu schaffen. Es geht darum, sich ganz bewußt vom Alten zu lösen und von innen her zu erspüren, was man wirklich Sinnvolles mit seinem Leben in der Zukunft anfangen will. Es geht darum, die innere Vision und das innere Wissen, mit dem Sie in dieses Leben eingetreten sind, wiederzuentdecken und auch zu leben.

Ohne die Erinnerung an dieses innere Wissen besitzt ein Mensch gar nichts und kann es auch keine wahre Erfüllung im Leben für ihn geben. Ein Mensch muß an diesem Punkt seines Lebens sich selbst verwirklichen können. Er muß sich selbst leben dürfen, ganz gleich, welche Rollen er zuvor in der Gesellschaft gespielt hat.

Ein Mensch, der diese Freiheit, die sein Geburtsrecht ist, nicht annimmt oder nicht annehmen will, verzögert oder verhindert damit selbst die Erfüllung seiner Lebensvision. Er verzögert seine geistige Entwicklung und damit auch seine Verwirklichung in der Welt.

Dieses Buch kann helfen, die Frage, «Was mache ich mit dem Rest meines Lebens?», in einen positiven Fokus zu rücken und die Zeiten des inneren und äußeren Wandels und der Veränderung mutig zu meistern. Es kann helfen, der eigenen Zukunft mit größerem Vertrauen und mehr Zuversicht entgegenzusehen, die Hürden der inneren Konditionierungen zu erkennen und sie leichter und mit mehr Humor zu überwinden.

Es ist deshalb ganz besonders für Menschen geeignet, die an der Schwelle zu einer tiefgreifenden inneren und äußeren Transformation stehen und die eine spirituelle Hilfestellung suchen.

Wenn Sie mit diesem Buch arbeiten wollen, müssen Sie es langsam tun. Sie sollten es auf sich einwirken lassen, es in sich aufnehmen und verdauen. Auf diese Weise kann es zu einer Form der geistigen Nahrung für Sie werden, die Ihnen die Kraft gibt, den Sprung in ein neues Leben zu wagen.

Mit meinen besten Wünschen auf Ihrem Weg,

Gayan Sylvie Winter
New Mexico 1999

KAPITEL 1

REALITY CHECK – WO STEHEN SIE?

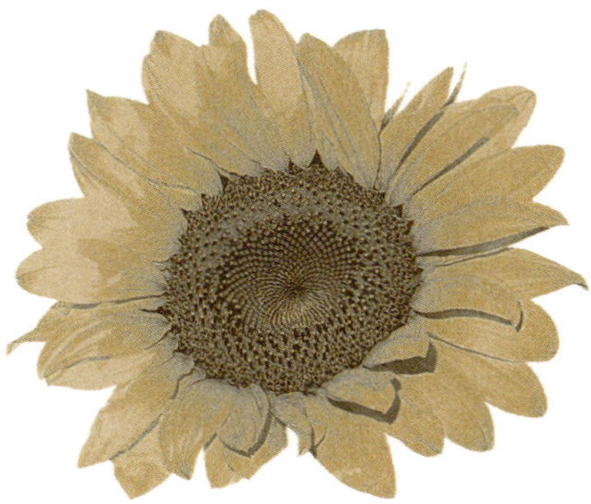

Wenn das Gefühl der inneren Leere und der Sinnlosigkeit aufsteigt und im Denken und Fühlen Fuß faßt und Sie sich zu fragen beginnen, wie es mit Ihrem Leben weitergehen soll, ist es an der Zeit, Ihren inneren Standort zu bestimmen.

Zu Anbeginn jeder neuen Phase und Wandlung ist es wichtig zu erkennen, *wo* man in seinem Leben steht und welche Aufgaben und Verpflichtungen unerledigt sind. Wenn man zuviel «Gepäck» aus der Vergangenheit mit sich herumschleppt, erschwert dies den Weg.

An diesem Punkt im Leben ist es deshalb unbedingt notwendig zu sehen, woran man noch zu arbeiten hat und was noch zu vollenden ist, bevor man den Sprung ins neue wagt. Zuviel Ballast, ganz gleich welcher Art, ob auf der materiellen oder auf der intellektuellen Ebene, behindert den Übergang.

Wenn Sie diesen neuen Schritt wirklich unternehmen wollen, ist es unumgänglich, all ihre Geschäfte, ganz gleich, was diese sein mögen, in Ordnung zu bringen und sich von möglichst vielen Belastungen zu befreien. Es gilt jetzt zu sehen, woran Sie festhängen, woran Sie sich klammern und was Sie vielleicht noch nicht aufgeben können oder wollen. Es genügt an diesem Punkt, dies einfach nur zur Kenntnis zu nehmen, ohne sich dafür selbst zu beurteilen. Erinnern Sie sich immer daran: Wenn etwas reif ist, fällt es von selbst weg. Mit dem Rest müssen Sie Geduld haben.

Ein Reality-Check bedeutet einzusehen und zu erkennen, in welch potentiell ungute Situationen man sich hineinmanövriert hat, und auch dafür die Verantwortung zu übernehmen. Es bedeutet, einen ganz ehrlichen Blick auf sich selbst und sein Leben zu werfen, ohne sich dafür zu beurteilen und zu zermürben.

Wenn Sie sich immer wieder für ihre Fehler strengstens selbst verurteilen, bleiben Sie in der Energie des Verurteilens hängen und haben dann nicht genügend Kraft, ihre Situation positiv zu verändern.

Deshalb geht es zunächst nur darum, einen relativ objektiven Blick auf sich selbst und seine Umstände zu werfen. Dadurch gewinnen Sie mit der Zeit den Durchblick und die Klarheit, die eine Veränderung möglich macht. Man kann dies auch schriftlich tun. Tagebücher haben schon so manchem Menschen das Leben gerettet. Es ist auch hilfreich, Menschen als Spiegel zu nutzen und sich mit den Menschen, welche Ihre Situation verstehen, weil sie sie ebenfalls durchlebt haben, richtig auszusprechen.

Jeder Ausdruck Ihres Inneren will jetzt ernst genommen werden und verdient Ihre volle Aufmerksamkeit. Sie brauchen sich nicht zu schämen, wenn dies nicht auf Anhieb gelingt. Jeder Mensch hat seine ganz eigenen Stärken und Schwächen. Jeder Mensch fragt sich irgendwann einmal, wie es weitergehen soll und was er weiterhin mit seinem Leben anfangen kann, wie er aus einer negativen oder stagnierenden Lebenssituation wieder herausfindet.

Sie sind kein Einzelfall. Auch wenn Menschen dies nicht gern zugeben, da sie fürchten, in den Augen anderer nicht mehr kompetent und kontrolliert zu erscheinen. Selbst Menschen in sogenannten «festen» Stellungen und anscheinend gesicherten Lebenslagen stellen sich diese Frage. Diese Menschen vielleicht sogar am meisten, denn zuviel «Abgesichertheit» geht gern nach hinten los und läßt Sie mit einem schalen Geschmack der Leblosigkeit und der Abhängigkeit im Mund zurück.

Das Leben ist immer ein Abenteuer. Wenn man es zu sehr absichern will und vor lauter Sicherheiten seine Lebendigkeit und seine Spontaneität verliert, ist dies den Preis nicht wert.

Aus diesem Grund benötigt ein Reality-Check viel Aufmerksamkeit und ein sehr waches Bewußtsein sowie die Fähigkeit, in der Gegenwart zu bleiben. Denn nur in der Gegenwart sieht man, wo man wirklich innerlich und äußerlich steht. Es ist deshalb sehr wichtig, nicht in Gedanken voranzueilen oder sich in seine Vergangenheit zu flüchten, nur weil man nicht sehen will, in welchen Verwirrungen man steckt.

Um sich zu befreien, braucht es Kraft und einen klaren Verstand. Sie müssen sehen und sich eingestehen, was Sie aus diesen Verwirrungen zu gewinnen glauben, und inwieweit sie vielleicht sogar zu einem gewissen Grad zu Ihrer Persönlichkeit und damit auch zu Ihrer Identität beitragen.

Ein Mensch, der z.B. bereits seit langer Zeit in einer abgestorbenen Beziehung ausharrt, weil er sich zu sehr an den Luxus oder auch an die Mechanik des Zusammenseins gewöhnt hat, benimmt sich wie ein Junkie. Er glaubt, diese Beziehung nicht mehr aufgeben zu können, und hängt wie ein Junkie in seiner Sucht fest. Er kann sich weder vorwärts noch rückwärts bewegen, solange er nicht sieht, daß er selbst die Zügel in der Hand hat.

Deshalb sollen Sie zuerst für sich selbst herausfinden, wo Sie geistig, mental oder auch emotional festhängen. Sie müssen herausfinden, was es Ihnen bringt, irgendwo gefesselt zu sein und zu stagnieren.

Sobald ein Mensch dies einmal wirklich erkannt hat, fällt es ihm wie Schuppen von den Augen. Er sieht, daß er diesen Luxus des Festhängens tagtäglich mit seinem eigenen Leben bezahlt. Er erkennt, daß er durch diese Abhängigkeiten sein eigenes Selbstbewußtsein schwächt und sich Krücken schafft, die er in Wirklichkeit nicht braucht. Er braucht viel innere Kraft und Energie, um sich aus einer solchen selbstgestellten Falle zu befreien.

Sie müssen an dieser Stelle sehen lernen, *warum* Sie etwas tun. Warum Sie in bestimmten Situationen oder mit bestimmten Menschen weiter ausharren, obwohl es Ihnen nicht mehr gut tut. Mit anderen Worten: Sie müssen lernen, gnadenlos ehrlich mit sich selbst zu sein und sich erlauben, es sich selbst gutgehen zu lassen. Ihr Leiden bringt weder Ihnen noch anderen etwas.

Wenn Sie z.B. eine Situation bereits körperlich krank macht, ist es höchste Zeit, sie zu verlassen. Selbst wenn alles in Ihnen aus Angst vor diesem Gedanken rebelliert. Wenn Migränen Ihr Leben bestimmen, indem sie Sie tagtäglich zu quälen beginnen, ist es höchste Zeit, nach ihren Wurzeln zu forschen.

Oft findet man hinter all den Schmerzen einen jungen Menschen, dessen Lebenskraft schon von früh an vergewaltigt und in Bahnen gepreßt wurde, die jede freie und freudige Schwingung verhinderten und in der er jeden kreativen Selbstausdruck unterdrücken mußte.

Es gibt Tausende von Gründen, warum sich Schmerzen einstellen. Doch oft sind sie Warnzeichen und auch Wegweiser, die einem Menschen helfen können, eine Kehrtwende zu machen.

Sie müssen nicht ewig so weiterleben. Wenn Sie auf Ihre Schmerzen hören und Ihre wahren Botschaften verstehen lernen, müssen Sie diese Symptome nicht bis zum Ende ertragen. Sie können den Schritt zu Ihrer Heilung und zum eigenen Heilwerden tun. Sie selbst stehen sich im Leben immer am nächsten. Deshalb müssen Sie auch das Interesse entwickeln, sich selbst zu helfen.

Es genügt nicht, nur auf Hilfe von außen zu warten. Es hilft nicht, nur Pillen zu schlucken oder dauernd zum Psychiater zu laufen. Sie müssen sich ernsthaft zu fragen beginnen, ob es wirklich so weitergehen muß. Sie müssen sich erlauben, sich selbst zu sehen, und zwar so, wie Sie im Augenblick sind, auch wenn es weh tut. Sie müssen sehen, was Sie aus sich selbst und Ihrem Leben gemacht haben.

Sobald Sie Ihre «Fehltritte» entdeckt haben, brauchen Sie sie nicht mehr zu wiederholen. Vorausgesetzt, daß Sie dabei wach und bewußt bleiben. Es braucht Bewußtsein, nicht immer wieder in dieselben Löcher zu fallen.

Wenn Sie glücklicher leben und sich lebendiger fühlen möchten, müssen Sie auch den Mut und das Vertrauen aufbringen, ins Ungewisse zu gehen.

Ein Mensch, der diese Kraft nicht aufbringt, kann niemand anderen dafür verantwortlich machen. Er selbst ist für seine Aktionen verantwortlich. Wir alle ernten die Früchte unserer eigenen Träume und Imaginationen.

Ein Mensch, der sein ganzes Leben lang gegen seine innere Natur gelebt hat, oft auch, weil er nichts anderes kannte, muß wieder lernen, wer er in Wirklichkeit ist. Er muß wieder lernen, auf sein Wesen und seine innere Stimme zu hören. Er kann nicht verlangen, auf der Stelle zu wissen, welcher Schritt für ihn der richtige ist.

Besonders solche Menschen sind oft sehr hartnäckig in ihrer Unnachgiebigkeit, ein neues Verständnis ihrer eigenen Situation zu suchen und zu erlangen. Lieber reißen sie andere mit in den Abgrund, als daß sie zugeben würden, sich geirrt zu haben.

Es ist anzuraten, sich von solchen Leuten beizeiten zu lösen. Sie müssen auf Ihrer Suche nach einem neuen Lebensinhalt nicht zum Märtyrer werden. Diese Art von Menschen hat oft überhaupt kein Interesse an ihrer Entwicklung. Sie wollen keine Veränderung. Sie können kein Interesse an Ihrem Wohl haben, da sie weder für sich selbst noch für Sie Liebe und Respekt empfinden. Versuchen Sie deshalb nicht, solche Leute, die immer nur schwarz sehen wollen, zu verändern. Streben Sie statt dessen Ihr eigenes Ideal an, und wählen Sie den Weg, der auf Sie wartet.

Die Umstellungen, die durch das wachsende Verständnis Ihrer Lebenslage auf Sie zukommen, werden nicht in Tagen oder

Wochen geschehen oder vorüber sein. Sie müssen sich Zeit geben. Dies ist ein ganz wichtiger Punkt. Sie dürfen jetzt nichts übereilen.

Es ist, als würden Sie ein inneres Beet zubereiten. Sie graben die Erde um und ziehen das Unkraut heraus, Sie rechen die Erde, machen sie feiner und bereiten sie auf die Saat vor.

Dies ist die allerwichtigste Aufgabe, die Sie im Augenblick haben. Den Boden für eine neue Saat, für eine neue Existenz, vorzubereiten. Schludern Sie nicht. Tun Sie alles so bewußt und liebevoll wie nur möglich. Beginnen Sie langsam, aber sicher, in diesen neuen Zustand einzutauchen, indem Sie sich immer mehr gestatten, Ihren eigenen Gefühlen zu folgen und auf Ihr Innerstes zu hören.

Dies ist die nicht immer einfache Arbeit des Reality-Checks. Nehmen Sie sich deshalb all die Zeit, die Sie brauchen. Sie werden wissen, wann Sie den nächsten Schritt tun können und die Saat aussetzen dürfen. Wenn Ihr Beet nicht richtig präpariert ist, brauchen Sie später länger, um all die verbliebenen Steine und verdorrten Gräser zu beseitigen. Wenn Sie sich innerlich vor sich selbst verstecken und weiterhin Ihre wahren Gefühle verleugnen, können Sie keine klare Vision für die neue Richtung Ihres Lebens erhalten.

Ihr Lebensstandort ist jedoch auch kein fester, unbeweglicher Punkt. Es ist mehr ein geistiges Feld, in dem Sie sich innerlich angesiedelt haben. Es ist eine bestimmte Dimension, eine ganz bestimmte Schwingungsebene Ihres Lebens, in der Sie arbeiten.

Wenn die Arbeit dieser Ebene erfüllt ist, können Sie weitergehen. Wenn Sie daran festhängen und sich mit dieser Ebene, aus welchem Grund auch immer, zu sehr identifiziert haben, gilt es jetzt, dies zu sehen. Indem Sie es klar sehen, lösen sich die Bande. Sobald sich die Bande der Identifikation zu lösen beginnen, bekommen Sie mehr Freiraum, um nachzudenken und um Ihre Kräfte innerlich zu sammeln.

Dies ist nicht der Augenblick für große Aktionen. Warten Sie ab.

Die geistigen Fäden, die Sie nicht loslassen wollen und in der Vergangenheit gebunden halten, brauchen immer etwas Zeit, um sich zu lösen. Nur die wenigsten können sich mit einem klaren Schnitt von ihnen befreien.

Es ist deshalb ein sehr guter Augenblick, um Geduld zu lernen. Die Geduld, die Sie jetzt erlernen, wird Ihnen später weiterhelfen. Drängen Sie jetzt nicht vorwärts. Betrachten Sie Ihre Lebenssituation wie ein Zuschauer von außen. Studieren Sie die Zusammenhänge wie ein Schriftsteller, der einen Roman schreibt.

Sehen Sie, welche Rollen Sie in Ihrer Geschichte übernommen haben. Welches Ihre echten Rollen waren und welche Sie aus anderen Gründen gespielt haben. Welche dieser Rollen Ihnen in Ihrer Zukunft noch immer nützen könnten und welche Sie am liebesten loswerden würden. Fragen Sie sich, wen oder was Sie in diesen Rollen wirklich verkörpert haben. Fragen Sie sich, was Ihr «Pay-Off», was Ihr Gewinn, für diese Rollen war.

Manchmal spielen wir mit, weil wir uns langweilen. Manchmal spielen wir mit, weil es uns unser Gewissen oder unser Körper so befiehlt. Manchmal rutschen wir in die Geschichten anderer Menschen hinein, ohne genau zu wissen, warum, und erwachen erst wieder, wenn bereits 10 Jahre vergangen sind.

Sich aus Beziehungen zu lösen, die keine wahren, gleichwertigen Partnerschaften sind, gehört ebenfalls in diese Rubrik. Beziehungen beruhen immer auf bestimmten Abhängigkeiten. Wenn jedoch diese Abhängigkeiten, die Partner in ihrem individuellen Selbstausdruck und in ihrer spirituellen Suche einzuschränken und zu verkrüppeln beginnen, heißt es «aufgepaßt!».

Wir alle benutzen und brauchen einander auf die eine oder andere Weise. Doch es kommt darauf an, wie und aus welchen Motivationen. Menschen auf eine ungute Art zu «benutzen», schlägt immer auf das eigene Leben zurück. Menschen wie

Möbelstücke aus strategischen Gründen hin und her zu schieben, erschafft ungute Energien und schadet Ihnen letztlich nur selbst.

Sie brauchen aber auch nicht zum emotionalen Abfalleimer eines Menschen zu werden, der nie gelernt hat, die Verantwortung für sich selbst und seine Gefühle zu übernehmen. Sie brauchen nicht die ewige Mutter zu spielen, nur um jemandem die Chance zu geben, an Ihrem Rockzipfel kleben zu bleiben. Sie dürfen aber auch niemanden solange festhalten, bis er selbst Mühe hat, auf eigenen Beinen zu stehen.

Manchmal ist ein ehrliches Nein besser und hilfreicher für einen Menschen als ein falsches Ja. Manchmal zeigt ein ehrliches Ja große Kraft, und ein zaghaftes Nein erschafft Unglück. Oft ist eine klare Trennung besser als eine verzögerte Abnabelung.

Aber auch hier gilt: Alles zu seiner Zeit geschehen zu lassen und nicht zu drängen. Auch dadurch zeigt sich Ihre innere Bereitschaft, keine weiteren Kreise der Abhängigkeiten zu produzieren. Je klarer Sie sich darüber werden, mit was Sie leben können und mit was nicht, desto hilfreicher ist es für Sie und Ihre Umwelt.

Alles im Leben klärt sich mit etwas Geduld, Mitgefühl und Verständnis. Bereiten Sie deshalb den Boden Ihres neuen Lebens jetzt so sorgfältig wie möglich vor. Je sorgfältiger Sie ihn vorbereiten, desto schöner sind später die Blumen und Früchte, die er auch in Zukunft hervorbringen wird.

Nehmen Sie sich jetzt alle Zeit, die Sie brauchen. Misten Sie Ihren Speicher und Ihren Keller aus. Verschenken Sie all die Dinge, die bereits seit Jahren darin herumliegen. Sie haben keinen Nutzen mehr davon, aber andere haben ihn. Andere Menschen können die Dinge, die für Sie wertlos geworden sind, noch nutzen.

Halten Sie nichts mehr unnötig fest. Schaffen Sie endlich Freiraum in Ihrem Leben. Es gibt nichts zu verlieren, nur etwas zu gewinnen. Je klarer Ihr erster Schritt ist, desto deutlicher werden alle weiteren Schritte sein. Je mehr Sie von all dem Ballast, den Sie über die Jahre hin angesammelt haben, loslassen, desto größer ist die Last, die von Ihren geistigen Schultern fällt, und desto freier wird Ihr nächster Schritt.

Wenn der erste Schritt stimmt, gehen Sie in die richtige Richtung. Je ehrlicher Sie jetzt sich selbst und Ihr Leben betrachten, desto reicher werden Sie später beschenkt werden.

KAPITEL 2

ES IST NIE ZU SPÄT!

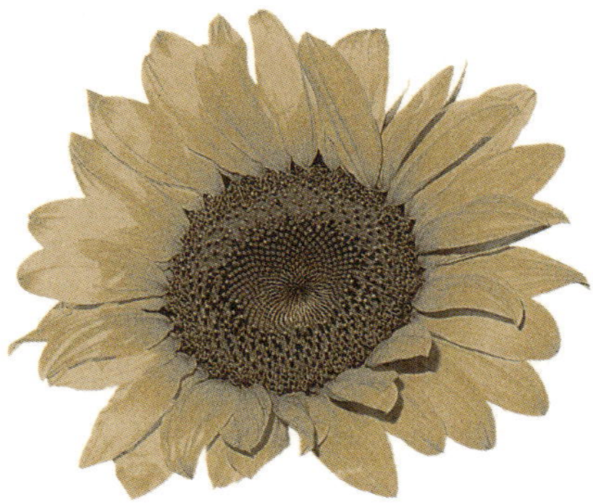

Ganz gleich, wo Sie jetzt stehen, es ist nie zu spät, eine neue Richtung in Ihrem Leben zu finden und auch einzuschlagen, wenn Sie es wirklich wollen.

Manch einer muß leider erst schmerzliche Erfahrungen machen und neue Einsichten gewinnen, bevor er bereit ist, sich selbst zu folgen. Sobald Ihnen bewußt wird, daß Sie für vieles in ihrem Leben selbst verantwortlich sind, fallen die Fesseln. Dies kann ein Augenblick der höchsten Inspiration sein, wenn Sie sich erlauben, ihn auch als solchen zu empfinden und anzunehmen.

Wenn Menschen seit ihrer Jugend von besserwisserischen Eltern von ihren wahren Talenten und ihrer wirklichen Aufgaben im Leben abgelenkt wurden, ist es nicht verwunderlich, daß sie oft erst nach der Lebenmitte ihren eigenen Weg wiederfinden. Die innere Erkenntnis, daß man fast ein halbes Leben lang einem fremden Stern gefolgt ist, ist oft erschütternd.

Aber genau an diesem Punkt kann die Wendung eintreten. Besonders dann, wenn man beginnt, diese Ent-täuschung als inneren Weckruf zu sehen, kann man noch einmal von Neuem beginnen.

Robert hatte eine erfolgreiche Rechtsanwaltspraxis von seiner Familie übernommen. Er war dem Wunsch seines Vater gefolgt, obwohl er nur ungern Jura studierte und sich viel lieber im Freien aufhielt und seit seiner Jugend ein besonderes Band zu Tieren geknüpft hatte.

Heimlich jedoch verspürte er eine große Wut auf seinen Vater und auf sich selbst. Die Bürde der Verantwortung auf seinen Schultern wurde immer schwerer und schwerer, doch er wagte nach all der Zeit, die er nun bereits investiert hatte, nicht einmal sich selbst einzugestehen, daß er auf dem falschen Weg war. Über Jahre hin plagte ihn ein furchtbares Asthma. Sein Körper gab ihm laufend Zeichen, die er jedoch nicht verstand oder nicht wirklich deuten wollte.

Eines Tages hatte er einen seltsamen Traum: Er sah sich an einem Meer stehen und konnte ganz frei durchatmen. Seine Lungen füllten sich tief mit frischer, klarer Luft, und ein Gefühl der unbändigen Freude überflutete ihn. Zu seinen Füßen wimmelte es von kleinem Getier. Er beugte sich nach unten und es war ihm, als fiele plötzlich eine riesige Last von seinen Schultern.

Als Robert erwachte, konnte er viel besser durchatmen, und an diesem Tag bekam er keinen Anfall.

Als ich ihn Monate später noch einmal unangemeldet aufsuchen wollte, war ein anderer Rechtsanwalt in seiner Praxis. Aber es wartete ein Brief auf mich. Robert hatte sich seinen Jugendtraum erfüllt. Er war nach Alaska ausgewandert, hatte sich einer internationalen Umweltkommission angeschlossen und kümmerte sich dort um Robbenbabys. Sein Asthma war vollkommen verschwunden. Er hatte sich selbst und auch seinem Vater, der inzwischen verstorben war, verziehen. Dies war ein großer Schritt für ihn. Doch es war der Schritt, der sein neues Leben überhaupt möglich machte.

Es hilft uns nicht weiter, unsere Wut und unseren Haß auf diejenigen zu richten, die uns in ihrer eigenen Unwissenheit in eine falsche Richtung geschickt haben. Wir haben dazugelernt und können jetzt einen neuen Weg einschlagen.

Wenn Sie an diesem Punkt an Ihren Rachegelüsten hängenbleiben, obwohl Sie erkannt haben, daß Sie die Kraft besitzen, auch allein weiterzugehen, tragen Sie von diesem Augenblick an die Verantwortung für Ihre eigene Frustration. Es bringt nichts, in der tödlichen Stagnation unausgedrückter Gefühle zu verharren. Der freie Fluß der Lebenskraft wird dadurch nur noch weiter gehemmt, und es kann sich kein frischer Elan und kein neuer Mut entwickeln, die eigene Situation zu verändern.

Dies bringt uns zu einem der wichtigsten Punkte unseres Unternehmens. Es ist intelligenter, die inneren Kräfte positiv zu nutzen und eine echte Kehrtwende einzuleiten. Denn ohne Energie und ohne Lebenskraft geht gar nichts.

Es gilt, besonders jetzt in der Übergangsphase darauf zu achten, *wie* man mit seiner eigenen Energie umgeht. Wenn Sie Ihre Kräfte weiterhin in Form von negativem Denken verschleudern, brauchen Sie sich nicht zu wundern, wenn Sie keine Energie übrig haben, um ein erfüllenderes Leben anzustreben. Sie müssen sich an diesem Punkt entscheiden, was Ihnen wirklich wichtig ist: Sie selbst oder Ihre Rachegelüste.

Wenn Sie sich für sich selbst und Ihr neues Leben entscheiden, dann müssen Sie jetzt auch den Mut und die Energie aufbringen, dazu zu stehen. Jede Form der Ausrede und des Aufschiebens deutet nur darauf hin, daß Sie nicht hundertprozentig bei der Sache sind. Es ist in Ordnung, wenn Sie sich selbst nichts vormachen und auch innerlich dazu stehen, ohne sich selbst für Ihre Unschlüssigkeit fertigzumachen. Vielleicht ist es einfach noch nicht soweit. Einen solchen Schritt kann man nicht erzwingen.

Doch ein Sprung in eine neue Realität darf niemals nur halbherzig sein. Wenn Sie noch nicht sicher sind, ob Sie überhaupt einen neuen Weg einschlagen wollen, dann warten Sie lieber noch ab. Alle Halbherzigkeiten bringen nur neue Frustrationen.

An dieser Stelle wäre es gut, das Buch für einen Moment beiseite zu legen und die Augen zu schließen:

Fragen Sie sich ganz ehrlich, ob Sie tatsächlich ein neues Leben haben wollen und ob Sie sich auch zutrauen, es zu manifestieren.

Könnten Sie sich erlauben, glücklich und zufrieden zu sein?

Könnten Sie sich vorstellen, mit weniger Problemen als bisher zu leben?

Könnten Sie das tun, was Sie schon immer gern tun wollten?

Erinnern Sie sich in den nächsten Tagen immer wieder ganz bewußt an diese Fragen, und schreiben Sie *alles* auf, was Ihnen dazu einfällt; es wird Ihnen zu einem späteren Zeitpunkt sehr nützlich sein.

Gerade in Zeiten der starken Wandlung, in denen ein Mensch Phasen der Niedergeschlagenheit und vielleicht sogar Depressionen durchläuft, ist es wichtig, die Gedanken und Eindrücke, die aus Ihrem Innersten aufsteigen, herauszuschreiben und später damit zu arbeiten.

Geben sie an diesem Punkt nicht auf!

Es ist niemals zu spät. Im Leben ist alles möglich. Alles kann sich wandeln und entwickeln. Alles verändert sich ständig. Alle verwirrenden, unverständlichen und ermüdenden Zustände klingen auch wieder ab. Schöpfen Sie neue Hoffnung. Lassen Sie es sich von nun an besser gehen, und verwöhnen Sie sich selbst ein wenig.

Verlassen Sie sich darauf, daß auch Sie den Absprung finden werden, daß auch Sie die Chance haben, noch einmal etwas vollkommen Neues zu beginnen. Sie müssen nicht in Ihrer gegenwärtigen Situation verhaftet bleiben. Sie haben immer die Möglichkeit, Ihre Welt zu verändern.

Beginnen Sie mit Ihrer inneren Welt. Trauen Sie sich als Erstes zu, Ihre innere Welt freundlicher zu gestalten. Wenn Sie mit sich im reinen sind, sind Sie auch mit der Welt im reinen. Wenn Sie sich selbst innerlich bekämpfen, kämpfen Sie auch mit der äußeren Welt. Zu einem gewissen Maß ist die äußere Welt wirklich Ihr Spiegel.

Doch Sie sind nicht Herr aller Dinge. Bürden Sie sich nicht die Rettung der Welt auf. Beobachten Sie lieber, wie Ihre Gedanken Ihre Taten hervorbringen und formen und wie Sie sich mit diesen Gedanken und Taten identifizieren.

Wenn in Ihnen der Gedanke lebt, daß sich niemals etwas ändern wird und daß Sie hoffnungslos in Ihrem schweren Schicksal gefangen sind, schauen Sie genau hin. Ihre Gedanken formen Ihre Realität. Erforschen Sie, woher dieser Gedanke kommt. Setzen Sie ganz bewußt einen anderen Gedanken dagegen:

Mein Leben kann und wird sich positiv verändern!

Es gibt keine Affirmation, die allein aus sich heraus etwas bewegen kann, wenn sich nicht das Grundgefühl im «Bauch» mit verändert. Wenn Ihr Kopf sagt, es geht, und Ihr Bauch sagt, daß es nicht geht, sind Sie in einem Konflikt. Dann arbeiten Ihre Kräfte nicht miteinander, sondern gegeneinander.

Entspannen Sie Ihren Bauch. Massieren Sie ihn sanft. Erspüren Sie, welche Ängste sich in ihm verstecken. Besonders Frauen halten in ihrem Bauch ihre Kraft und Power fest. Deshalb schnüren Sie sich gern die Taille mit zu engen Gürteln ab. Wenn sie ihre Taille locker ließen, würden ihre Kräfte zu fließen beginnen. Davor haben viele Frauen leider immer noch Angst.

Ich kann mich noch gut erinnern, wie wir in den fünfziger Jahren unsere Taillen mit Metallgürteln gequält haben. Es konnte nicht eng genug sein. Es war fast so schlimm, wie die Korsetts des Mittelalters. Aber wir alle wollten den Jungen mit unseren Wespentaillen imponieren. Daran hat sich auch heute nicht viel verändert.

Beachten Sie, wo und vor allem wie Sie sich in ihrem Leben am meisten selbst einengen oder sich von anderen einengen lassen. Beobachten Sie, wie diese Einengungen ihre Gefühle und Gedanken beeinflussen, wie etwas in Ihnen um Hilfe schreit. Erhören Sie diesen Schrei. Dieser Schrei hat die Kraft, Ihr Leben zu retten und total zu verändern.

Es ist nie zu spät, aus seinem eigenen Alptraum zu erwachen. Es ist nie zu spät, neue Segel zu setzen. Es ist nie zu spät, seinen eigenen Lebenstraum zu erfüllen.

Begeben Sie sich wieder in den Fluß des Lebens. Er trägt Sie weiter und bringt Sie an ein neues Ufer. Er trägt Sie, wenn Sie nicht flußaufwärts schwimmen, an Ihren neuen Platz. Die Entscheidung dazu liegt in Ihrem Inneren. Hören Sie auf sich. Sobald Sie sich innerlich das Ja-Wort gegeben haben, steht der Wandlung Ihrer Umstände nichts mehr im Weg.

Es mag eine Weile dauern, bis sich eine neue Richtung zeigt. Es mag nicht immer einfach sein, beim inneren Ja zu bleiben, doch die Fähigkeit, durchzuhalten und nicht wieder in die alten Muster der Verzweiflung und der Hoffnungslosigkeit zurückzufallen, zahlt sich immer aus.

Gerade an den dunklen Tagen müssen Sie sich daran erinnern, daß Sie sich in einer Übergangsphase befinden. Das Licht am Ende des Tunnels mag für Sie noch nicht sichtbar sein, doch das bedeutet nicht, daß es nicht da ist.

Ich traf Marie auf einem Workshop in Basel. Zu dieser Zeit arbeitete sie in einem Büro unter fünf Männern. Sie war eine starke Frau. Wahrscheinlich zu stark für ihren Job. Sie arbeitete unter dem Dach eines Hauses in der Innenstadt und kam sich immer mehr vor wie in einem Käfig.

In unseren gemeinsamen Privatsitzungen sprachen wir eingehend über ihre Situation. Sie war kompetent und ihrer Arbeit mehr als gewachsen, aber sie verdiente ein Viertel weniger als ihre männlichen Kollegen. (Wie es im allgemeinen für Frauen immer noch üblich ist.) Dieser Umstand begann sie jedoch, zu recht immer mehr zu stören. Wie alle Frauen in dieser Lage fragte sie sich, warum? Warum war ihre Arbeitskraft weniger wert als die ihrer Kollegen?

Wir alle wissen, daß es darauf keine ehrliche Antwort gibt. Außer, daß wir Frauen sind, und Frauen, so zeigen uns die Gesetze der Gesellschaft, sind am Arbeitsplatz immer noch weniger wert als Männer. Man soll es ruhig einmal klar aussprechen.

Marie begann sich langsam Sorgen um ihre Gesundheit zu machen. Sie konnte nicht mehr richtig schlafen, und die Migräneanfälle schienen sich zu häufen, obwohl sie früher nie unter Kopfschmerzen gelitten hatte. Sie wurde leicht depressiv und begann sich immer mehr zurückzuziehen und Pillen zu nehmen.

Bei unserem letzten Gespräch, vor ca. fünf Jahren, gingen wir beide nocheinmal aufs Ganze. Ich ermahnte sie, zu sich selbst zu stehen und wirklich das zu tun, was *sie* wollte. Sie versprach, ihre Situation ab jetzt wirklich ernster zu nehmen und in sich zu gehen. Wir wußten beide, daß sie so nicht weiterleben konnte und wollte.

Ein Jahr später sprach mich eine hübsche, rothaarige Frau in Zürich an der Ampel an. Es war Marie. Sie hatte vor drei Monaten ihre Stelle gekündigt und ihre Wohnung aufgegeben. Sie hatte alles, was sie besaß, ins Lager gebracht und war auf dem Weg nach Indien. Sie hatte sich ein Jahr freigenommen, um sich selbst wiederzufinden und um zu erfahren, was sie ab jetzt mit ihrem Leben anfangen wollte.

Ich umarmte und beglückwünschte sie. Sie sah fabelhaft aus. Das rote Haar stand ihr gut, und sie trug edle Hippiekleidung aus Seide.

Es war wunderbar, sie so voller neuer Kraft und Neugier auf ihre Zukunft zu sehen. Ich freute mich für sie. Es gab mir ein Gefühl der tiefen Dankbarkeit, denn ich wußte in diesem Augenblick, daß sie auf dem Weg der Selbstentdeckung war und zumindest ihren äußeren Käfig, ohne Reue oder Schuldgefühle, hinter sich gelassen hatte. Ihre eigene Entwicklung war ihr endlich wichtig geworden.

Jeder Mensch hat diese Chance. Doch er muß selbst die Notwendigkeit dafür sehen und sich diese Chance auch nehmen. Er muß sich selbst als gebührend wichtig empfinden, um ein glücklicheres Dasein anzustreben. Er muß sehen, daß es nie zu spät ist, seinen eigenen Weg zu finden und damit sein Leben zu verändern.

KAPITEL 3

WOHIN GEHT DER WEG?

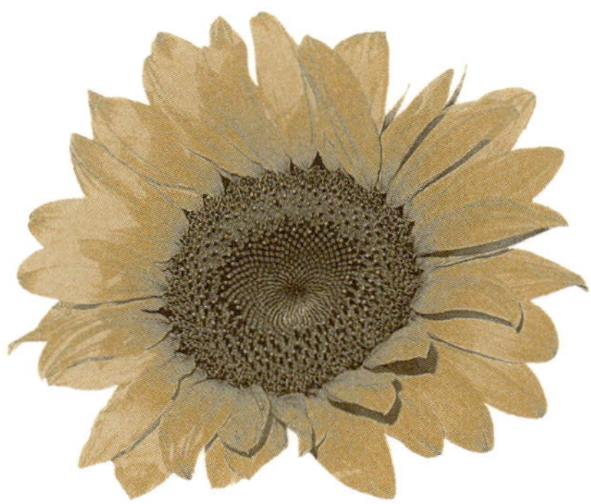

Sobald Sie mit dem Großreinemachen Ihrer gegenwärtigen Situation fertig sind und sich von den meisten Ihrer Belastungen gelöst haben und einen neuen Freiraum verspüren, halten Sie bitte zunächst inne. Es lohnt nicht, mit der neugewonnenen Zeit und Energie sofort wieder etwas Neues zu beginnen. Es lohnt nicht, etwas zu beginnen, was diesen hart erkämpften Freiraum der neutralen Zone, die Sie sich gerade unter Mühen geschaffen haben, gleich wieder belagert und auffüllt.

Dies wäre der größte Fehler, den Sie jetzt begehen könnten. Wenn man all die Leute beobachtet, die in rasender Eile herumrotieren, ohne zu wissen, warum, und ohne eine Ahnung zu haben, wohin es eigentlich geht, wird einem fast schwindelig.

Die neutrale Zone, die Übergangszone, in der Sie sich befinden, in der das Alte nicht mehr und das Neue noch nicht ist, ist eine der wichtigsten Phasen der Wandlung und darf nicht schnell übergangen oder forciert werden. Jetzt ist der Augenblick gekommen, um sich zu entspannen und um inneren und auch äußeren Abstand zu finden. In diesem Zustand der Entspannung geschieht das Wunder: Sie werden sich über Ihren nächsten Schritt klarer.

Machen Sie an diesem Punkt bitte folgende Übung:

Beobachten Sie die Sucht, ununterbrochen etwas tun zu wollen. Beobachten Sie den inneren Drang, dauernd beschäftigt sein zu müssen.

Woher kommt diese Sucht? Woher kommt dieser Drang? Wer hat Ihnen gesagt, daß Sie ununterbrochen beschäftigt sein müssen, daß Sie ununterbrochen etwas tun sollen? Was passiert mit Ihnen, wenn Sie es nicht sind? Welche Gefühle oder sogar Schuldgefühle kommen hoch, welche Gedanken werden stärker? Welche Stimmen werden in Ihnen laut?

Schreiben Sie alles auf, und freunden Sie sich langsam mit dem Gedanken und dem Gefühl an, mehr Zeit und Muße zu haben, auch wenn es zu Anfang schwierig scheint. Wir alle haben von kleinauf gelernt, daß wir niemals müßig sein dürfen. Sie ebenfalls.

Wenn Sie erfahren möchten, was Sie am liebsten mit dem Rest Ihres Lebens anfangen würden, dann halten Sie bitte an dieser Stelle wirklich still. Was Sie in dieser Phase des Stillhaltens, in der neutralen Zone lernen, sind all die Dinge, die für Ihre nächsten Schritte wichtig sind. Deshalb dürfen oder sollen Sie sogar an dieser Stelle das Nicht-Tun genießen lernen.

Geben Sie sich in dieser Zeit die Chance herauszufinden, was Sie *wirklich* wollen. Dies geht nur in Ruhe und Abgeschiedenheit. Sie müssen wieder lernen, mit sich zu sein, allein zu sein, ohne die gewohnten Ablenkungen von außen. Es wird zwar eine Weile brauchen, um die Überbleibsel der mentalen Beschäftigungen abzutragen und Ihre eigene Intuition wieder zu Wort kommen zu lassen, aber wenn Sie jetzt die Geduld aufbringen und innerlich bei sich bleiben, werden Sie auch bald wieder Ihre eigene, innere Stimme vernehmen können.

Es ist wie mit einem Edelstein, der unter einem Berg von Erde verschüttet liegt. Es gilt, die Erde langsam abzutragen, um an den Stein zu gelangen. Dies braucht Disziplin und Geduld. Es braucht Ihre volle Energie und Aufmerksamkeit.

Gehen Sie in die Natur, legen Sie sich unter einen Baum oder steigen Sie auf einen Berg. Gehen Sie irgendwohin, wo es keine oder nur wenig Menschen gibt. Geben Sie sich ab jetzt immer wieder genügend Zeit und Raum, um innerlich still zu werden.

Sehen Sie in den Himmel. Sehen Sie den davonziehenden Wolken nach... Lassen Sie innerlich los, und entspannen Sie sich.

Lassen Sie nun freudige Erinnerungen an Ihre Kindheit und an die Dinge und Aktivitäten, die Ihnen damals Freude gemacht haben, in sich aufsteigen...

Erinnern Sie sich an Ihre Freude, an Ihre pulsierende Lebenskraft und an Ihre Neugierde am Leben... Beginnen Sie, sich innerlich wieder wie ein Kind zu fühlen...

Zunächst mag Sie der Drang, zu den gewohnten Aktivitäten zurückzukehren, noch im Griff haben. Doch mit etwas Geduld werden Sie erfahren, wie es sich anfühlt, nicht mehr so stark von außen bestimmt zu sein, und Sie werden lernen, die innere Ruhe zu genießen.

Umgeben Sie sich deshalb in dieser kritischen Zeit ganz bewußt nur mit Menschen, die Sie auch verstehen, die mit Ihnen fühlen und ihren Prozeß der inneren Klärung und Erneuerung unterstützen und fördern wollen. Leider gelingt dies nur den wahren Freunden.

Diejenigen, die Sie in der alten Schablone halten wollen, werden sich gegen Sie und Ihre Bemühungen wenden. Lassen Sie sich von solch falschen Freunden nicht beeinflussen. Es gilt jetzt, absolut und resolut zu sich selbst zu stehen.

Für diejenigen unter Ihnen, die sich darüber im klaren sind, daß sie die nächsten Jahre ihres Lebens nicht vergeuden wollen, steht eines jetzt fest: Um wirklich zu erfahren, wohin der Weg geht, muß man zuerst lernen, innezuhalten und still zu werden. Man muß sich erlauben, in einen bisher vielleicht unbekannten inneren Bereich einzutauchen, in einen inneren Raum zu fallen und dort einen Zustand zu erfahren, den man auch als Meditation bezeichnet.

Die Meditation, der meditative Zustand in jedem Menschen, ist etwas vollkommen Natürliches. Wir alle haben diesen Zustand für neun Monate im Mutterleib erfahren. Wir alle erinnern uns ganz tief in unserem Inneren an die Ruhe und Stille, die damals herrschte und die durch das rhythmische Klopfen des Herzens der Mutter noch verstärkt wurde.

Jetzt, nachdem wir den Mutterleib verlassen haben und auf dem großen Leib unserer Erdenmutter leben, sind wir selbst für den Zustand der Meditation in unserem Leben verantwortlich.

Es heißt jetzt, sich ganz bewußt die Zeit zu nehmen, sich still hinzusetzen oder auch hinzulegen und zunächst nur auf den eigenen Atem oder den eigenen Herzschlag zu lauschen.

Sie dürfen vor Ihrer eigenen inneren Stille keine Angst haben. Die Hinwendung nach innen benötigt zwar am Anfang etwas Übung, es braucht Zeit, um den «Dreh» wieder zu lernen, doch eigentlich ist es wie mit dem Radfahren, man erinnert sich recht schnell daran.

Sobald Sie gelernt haben, sich tief zu entspannen und sich auf Ihren Atem einzustimmen, beginnen Sie langsam mit der Beobachtung Ihrer Gedanken. Dabei gibt es nichts für Sie zu tun, als einfach präsent zu sein.

Durch das Beobachten der Gedanken stellen Sie fest, daß sich diese Gedanken oft im Kreise drehen... sie wiederholen sich und werden sogar etwas langweilig mit der Zeit.

Dies ist ein ganz wichtiger Punkt. Geben Sie sich die Erlaubnis, keinen der Gedanken festzuhalten und keinen abzustoßen... Lassen Sie sie einfach kommen und wieder gehen... kommen und auch wieder gehen... wie die Wellen des Meeres... ohne etwas zu tun und ohne in den Prozeß einzugreifen.

Bleiben Sie bei der reinen Beobachtung dessen, was in Ihrem Inneren abläuft.

Dies ist der Beginn der spontanen und natürlichen Erfahrung der Meditation. Sie lernen dabei mit etwas Geduld und Zeit, den Kreislauf der Gedanken *urteilslos* zu beobachten und auf die Intervalle jenseits aller Gedanken zu lauschen. Dadurch verlangsamt sich dieser Kreislauf, und Sie gewinnen einen Einblick in die innere Ruhe und Stille, die jenseits aller Gedankenkreise in Ihnen existiert.

In diesem Augenblick geschieht für jeden Menschen etwas ganz Besonderes. Dieses Besondere gibt von nun an die Kraft, weiterzumachen und noch tiefer in sich zu gehen.

Sobald Sie gelernt haben, vorurteilslos in sich zu gehen, öffnet sich in Ihrem Innersten eine magische Tür. Es ist die Tür zu Ihrem inneren Wesen und zu Ihrem wahren Sein. Es ist die Tür zu der Kraft, die Sie Ihr ganzes Leben geführt und geleitet hat und die Sie auch weiter führen und leiten wird.

Durch diese ganz persönliche Erkenntnis erfahren Sie, auf welche Weise sich Ihr Lebensweg in der Zukunft weiter entfalten und gestalten wird. Denn nur in einem Zustand der inneren Ruhe besitzen Sie die Gabe der inneren Wahrnehmung und Innenschau, die Ihr Alltagsbewußtsein überschreitet und Ihnen die wichtigen Einsichten offenbart, die Sie für Ihren neuen Weg brauchen.

Wenn Sie bereit sind, sich an diesem Punkt Ihres Lebens immer wieder Phasen des Alleinseins und der Meditation zu gönnen, selbst wenn es nur einige Minuten am Tag sind, wird Ihnen ganz von selbst klar, *was* Sie suchen, was Sie brauchen und welcher Weg zu Ihrer inneren Erfüllung führt. Ihre Antworten steigen in der Meditation und aus Ihrer eigenen inneren Ruhe und Stille ganz von selbst in Ihnen auf.

Es ist deshalb sehr ratsam, sich für den tiefen Prozeß der inneren Ablösung und Erneuerung eine Inkubationszeit zu erlauben, eine Zeit, in der Sie allein mit sich sind und sich ganz auf sich selbst konzentrieren können. Wenn es Ihnen wirklich ernst ist, werden Sie eine solche Zeit in Ihrem Leben möglich machen, ganz gleich, wie die momentanen Umstände sein mögen. Es wird Ihnen sehr bewußt, daß Ihr Lebensweg, Ihr eigenes Leben, im Augenblick Ihre volle Aufmerksamkeit verlangt.

Zeiten der Inkubation oder des Retreats sind immer noch die wichtigsten Stufen zu einer neuen Realität und damit zu einer neuen Existenz. Inkubation bedeutet, sich von allen bekannten Menschen und Lebensumständen für eine Weile freiwillig und ganz bewußt zu entfernen, um die Kraft des Alleinseins und der Abgeschiedenheit auf sich einwirken zu lassen. Man benötigt in einer solchen Phase keinerlei Stimulationen von außen.

Um zu den Einsichten zu gelangen, die Ihnen als Leuchten auf Ihrem weiteren Weg dienen werden, reicht der Zustand der inneren Ruhe und Stille vollkommen aus. Die Antworten auf Ihre Fragen liegen in Ihnen. Sie wollen von Ihnen erhört werden. Dieses Erhören kann jedoch nur in aller Stille stattfinden, da die leise Stimme der Intuition im Lärm der Welt oft überhört oder gar vollkommen verlorengeht.

Aus diesem Grund ist es wichtig, den Schritt in die Abgeschiedenheit zu tun. Alles weitere im Leben ergibt sich, wenn Sie jetzt genau hinhören und hinspüren, zum rechten Zeitpunkt ganz von selbst. In diesem Sinn bringt diese stille Zeit auch Rat. Sich Zeit und Muße zu geben, ist der schnellste und auch der sicherste Schritt, Ihren eigenen Weg wiederzufinden.

Ich bin immer wieder erstaunt, wie Menschen glauben können, in einem Zustand der Verwirrung und des inneren Chaos zu sich selbst finden zu können. Die Antwort liegt so klar vor Ihren Nasen, doch sie sehen sie nicht. Sie geben sich selbst keine Zeit und keine Chance, sie zu erkennen.

In ein volles Glas paßt nichts mehr hinein. Man muß es leeren, um etwas Neues zu empfangen. Man muß still werden, um die eigene Wahrheit und den eigenen Weg zu sehen.

Doch alles andere scheint wichtiger zu sein. Dabei macht nichts im Leben wirklich Sinn, wenn man seinen Weg nicht bewußt und mit offenen Augen geht.

Der Weg ist nicht verborgen, doch unsere Augen sind geschlossen. Viele Menschen taumeln, von den verschiedensten Begierden und Wünschen hin und her gerissen, durch ihr Leben. Wie Schlafwandler bewegen sie sich durch ihren Alltag, ohne innezuhalten und ohne wirklich wach zu werden. Sie funktionieren automatisch. Kein Wunder, daß die Erfüllung ausbleibt.

Wenn Sie Geduld mit sich selbst und Ihrem Leben haben, finden entweder Sie Ihren Weg oder der Weg findet Sie. Es braucht jedoch die bewußte Absicht und den festen Willen, auch wirklich aus dem Schlaf zu erwachen, um seinen Weg zu erkennen und zu gehen.

Der Weg kennt kein vorgeschriebenes Ziel. Wenn Sie sich zu sehr an ein Ziel klammern, kann es Sie von Ihrem eigentlichen Weg für eine Weile abbringen. Überlegen Sie sich genau, warum Sie ein bestimmtes Ziel erreichen wollen. Was ist, wenn dieses Ziel erreicht ist?

Ich spreche hier nicht von Zielen wie dem Abschluß eines Praktikums oder ähnlichen Dingen. Ich spreche von Zielen, die Sie sich selbst setzen, aus dem Gefühl heraus, entweder nicht genügend vom Leben zu bekommen oder um sich selbst zu beweisen, daß Sie dies oder jenes im Leben auch durch Kampf erreichen können.

Überlegen Sie sich gut, mit was und vor allem wie Sie Ihre Lebenskraft weiterhin einsetzen wollen. Erspüren Sie in sich selbst, ob das Erreichen eines solchen Zieles Sie wirklich innerlich befriedigen würde oder ob die ganze Geschichte nur in Ihren Gedanken einen Sinn und Wert hat.

Manche Träume schlummern besser weiter. Manche Ziele bleiben besser unerfüllt. Die Konsequenzen solcher Träume sind manchmal schwerer zu ertragen als die Sehnsucht oder die Ungewißheit. Manchmal erfüllt sich ein Traum, und manchmal erreicht man ein Ziel, an dem man nicht mehr interessiert ist.

Man ist innerlich bereits weitergegangen, die Lebensenergie hat sich bereits weiterbewegt und man ist an dem, was man vielleicht vor einem Jahr noch sehnsüchtig anstrebte, gar nicht mehr interessiert.

In einem solchen Fall muß man sich zum Schluß auch noch mit den Manifestationen der eigenen Unbewußtheit und Unwissenheit herumschlagen.

«Artifizielle» Ziele und Wünsche, die nicht viel Energie in sich tragen, da sie keine echten Wurzeln haben und nur aus sich ständig wandelnden Gedankenwolken geboren werden, können sich nicht zufriedenstellend manifestieren. Sie besitzen keine wirkliche Realität.

Manche Wünsche muß man nicht verwirklichen, man kann sie, wenn sie nicht mit einer Menge Energie geladen sind, in Gedanken vollenden und beiseite legen.

Lesen Sie das nächste Kapitel sorgfältig durch. Es wird Ihnen helfen, Ihre Wünsche zu sortieren und herauszufinden, aus welchen Motivationen und Quellen Ihre Wünsche und Ziele wirklich entspringen.

KAPITEL 4

EGO ODER HERZENSWUNSCH?

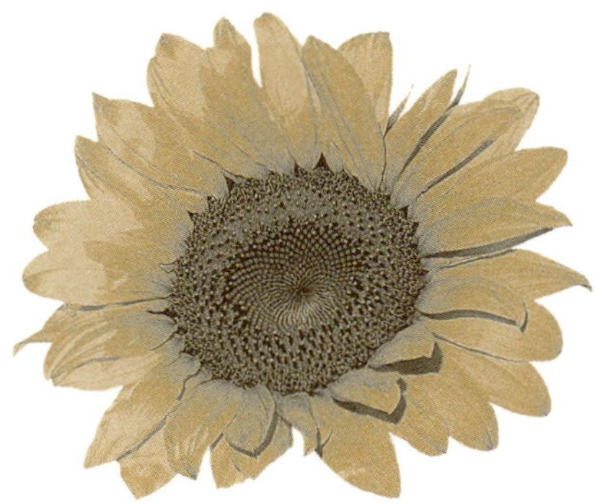

Sobald Sie durch Zeiten der Meditation und der Besinnung in Ihrem Leben eine Öffnung zu Ihrer inneren Energiequelle erfahren haben, wächst Ihr Selbstvertrauen und damit auch die natürliche Fähigkeit, Ihren Weg zu finden.

An diesem Punkt können Sie bereits einige sehr wichtige Entscheidungen treffen. Sie können z.B. erkennen, wo Ihre Wünsche für die Verwirklichung Ihres neuen Lebens herkommen. Sie können sehen, ob sie noch immer aus dem Ehrgeiz Ihres Ego geboren werden oder bereits aus Ihrem Herzen kommen. Dieser wichtige Unterschied sollte klar erkannt werden, da er Ihren weiteren Weg nicht nur bestimmen, sondern auch beherrschen wird.

Wenn Sie sich dafür entscheiden, weiter für Ihre Egobefriedigung zu arbeiten, was Ihnen absolut freisteht, müssen Sie auch die entsprechenden Konsequenzen tragen. Sie sollten sich jedoch darüber im klaren sein, daß jede Erfüllung eines Egowunsches immer neue Wünsche nach sich zieht, während die Erfüllung eines Herzenswunsches Ihren inneren Frieden nährt, weil etwas sehr Reales in Ihnen damit befriedigt wird.

Alles, was sich durch Ihr Ego für eine kurze Weile befriedigen läßt, gehört der Vergänglichkeit an. Es besitzt keine wirkliche Substanz, da es keine Lebenskraft in sich trägt.

Mehr ist nicht immer mehr!

Viel hilft nicht immer viel. Der Moloch der menschlichen Gier verschlingt alles, was sich ihm bietet. Sein Appetit ist grenzenlos. Dieser Teil im Menschen, wenn er unbeachtet bleibt, bekommt niemals genug und zerstört durch seine eigene Gier sein Leben.

Doch nicht das Wünschen oder die endlose Parade der niemals endenden Wünsche und Hoffnungen erfüllen den Menschen mit Glück, sondern der Zustand der Wunschlosigkeit. Im Gegensatz zur häufigen Meinung, kommen Lebensglück und innere Zufriedenheit nicht aus dem Mehr und immer Mehr, sondern aus dem ganz bewußten Weniger und vor allem aus der daraus entspringenden inneren Dankbarkeit.

Dankbarkeit ist eine Blume, die nur auf dem Acker der inneren Zufriedenheit wachsen und erblühen kann. Man kann nur dann wahre Dankbarkeit empfinden, wenn man innerlich glücklich und zufrieden ist.

Dieser Zustand kommt jedoch nicht über Nacht. Man muß ziemlich hart an sich arbeiten, um zu dieser Einsicht zu gelangen. Man muß sich durch viel mentales Gestrüpp hindurcharbeiten, um wieder eine helle Lichtung des Geistes zu erreichen. Doch wer die Lichtung der inneren Zufriedenheit und Dankbarkeit erst einmal betreten hat, schaut nicht mehr zurück. Auch hier haben Sie, wie bei allen Dingen im Leben, immer eine Wahl.

Ein Mensch, der gelernt hat, mit dem auszukommen, was er wirklich braucht, schafft sich dadurch einen Freiraum in seinem Leben, der niemals mit Gold aufzuwiegen ist. Doch dazu wird das tiefe Verständnis benötigt, daß kein Geld der Welt einen Menschen innerlich wirklich erfüllen oder glücklich machen kann. Es schafft, wenn man nicht lernt, damit richtig umzugehen, immer mehr Unruhen und Unfrieden, indem es immer wieder neue und größere Wünsche weckt. Dies ist ein Kreislauf, dem leider nur die Mutigsten und die Intelligentesten entrinnen.

Ich bin nicht gegen die Erfüllung des Egos, nicht gegen Reichtum. Doch alles muß sein Maß haben, um in Balance zu bleiben. Jeder Mensch muß und soll auch zunächst seinem Ego dienen. Er muß seine Persönlichkeit in der Welt aufbauen und sein Ego stärken dürfen. Wenn er dies nicht tut, kann er es später auch nicht transzendieren und hinter sich lassen. Es ist ein Teil des menschlichen Prozesses, des menschlichen Dramas, des göttlichen Spiels, das Ego zuerst aufzubauen, um es dann, wenn man Glück hat, wieder loszulassen.

Das Ego ist der letzte Teddybär, den wir schließlich nach vielen anstrengenden Runden in unserem Leben unserer inneren Weisheit opfern müssen. Wenn wir ihn zu lange festhalten, bleiben wir kindlich und unreif auf der Strecke. Meist erkennt man diese Gefahr leider nicht gleich zu Anfang, sondern erst dann, wenn man sich einige Male die Finger heftig verbrannt hat und nicht mehr weiter weiß.

Sie sind jetzt an einen Punkt angelangt, an dem Sie sich entscheiden können: Fragen Sie sich in aller Stille und ganz ehrlich, *was* Ihnen jetzt am wichtigsten ist. Was immer Sie wählen, verurteilen Sie sich später nicht dafür. Übernehmen Sie an dieser Stelle Verantwortung für sich selbst und Ihre Wünsche. Das Gefühl der Integrität, die dadurch in Ihnen heranwächst, ist jeden Fehler wert. Ehrlichkeit sich selbst und damit auch anderen gegenüber verzeiht jeden Fehltritt.

Wenn Sie das Gefühl haben, daß Sie im Leben bisher zu kurz gekommen sind, und das Gefühl des inneren oder auch äußeren Erfolges ausbleibt, dann fragen Sie sich, warum. Welches innere Gefühl oder welcher Gedanke läßt Sie Ihren Erfolg im Leben nicht genießen?

Ist es die Idee der Perfektion, oder scheint Ihnen selbst Ihre Arbeit niemals gut genug? Überlegen Sie sich, was Erfolg wirklich für Sie bedeutet. Mit sich und Ihrer Arbeit zufrieden zu sein oder die Anerkennung für Ihre Leistungen von anderen zu erhalten? Oder beides.

Gehen Sie tief in sich, und erspüren Sie, was Sie brauchen, um sich erfolgreich zu fühlen. Bedeutet für Sie äußerer Erfolg auch gleichzeitig innerer Erfolg? Brauchen Sie jetzt noch das Gefühl des weltlichen «Erfolges» auf Ihrem weiteren Lebensweg?

Ich habe im Laufe meiner Arbeit eine Reihe von Menschen getroffen, denen der Himmel zwar einen wahren Goldregen beschert hatte, doch die sich innerlich weder erfolgreich noch würdig fühlten, diesen Goldregen auch zu genießen. Sie lebten weiterhin in einem schäbigen Appartement, jammerten anderen von ihrem Leid vor und blieben mit sich und der Welt geizig. Bei ihnen gab es kein inneres Gefühl, erfolgreich zu sein bzw. diesen Erfolg auch genießen zu können, weil dieser ihnen niemals genug erschien.

Ich fragte mich, was in so einem Fall besser war: Weniger zu haben, aber das, was man hat, auch genießen zu können und sich deshalb erfolgreich zu fühlen. Oder mehr zu haben, daran festzuhängen, es nicht genießen zu können und sich nicht erfolgreich zu fühlen, weder vor sich noch vor der Welt?

Erforschen Sie, was Ihnen ein echtes Gefühl von Erfolg geben könnte, lassen Sie nicht locker, bis Sie diesen Punkt entdeckt haben. Erinnern Sie sich an das, was Sie wirklich gern tun und mit welcher Berufung Sie einen ganz persönlichen Erfolg empfinden könnten.

Ich sage absichtlich: einen ganz persönlichen Erfolg. Nicht, wie Ihr Erfolg oder Ihre Beschäftigung auf ihre Umwelt wirkt oder was andere von Ihrer Arbeit halten.

Es geht jetzt nur um Sie, um Ihr eigenes inneres Empfinden von Erfolg. Was immer Ihnen jetzt, in diesem Augenblick, Freude bereitet und womit Sie sich erfolgreich fühlen, dies ist der richtige Ansatz, dies ist der nächste Schritt für Sie.

Sobald Sie sich ins rechte Fahrwasser manövriert haben, beginnen Sie sich nicht nur körperlich und emotional besser zu fühlen, sondern Sie bemerken auch schneller, was Ihnen schadet und gegen Ihre Natur geht.

Das Richtige oder das, was wir uns als das Richtige für uns selbst vorstellen, fällt nicht immer sofort vom Himmel. Oft kommt es auf Umwegen zu uns. Manchmal müssen wir aus einer Notwendigkeit heraus auch Dinge tun, die wir lieber vermieden hätten, aber die uns letztlich und oft wie durch ein Wunder die Manifestation unsere wahren Wünsche ermöglichten.

Manchmal müssen Sie vielleicht vorübergehend eine Stelle oder Arbeit annehmen, die Sie zwar gut für Ihre Arbeitszeit entschädigt, aber Sie nicht befriedigt. Selbst wenn diese Stelle auf einer inneren Ebene nicht ganz Ihren Wünschen entspricht, kann Sie Ihnen weiterhelfen. Solange Sie sie mit Ihrer inneren Ethik und Lebensanschauung vereinbaren können, wird sie Ihnen nicht schaden. Wir alle müssen manchmal im Leben Dinge tun und Arbeiten verrichten, die uns nicht angenehm sind, da sie nicht widerspiegeln, wer wir in Wirklichkeit sind und was wir in Wahrheit zu geben haben.

Doch nichts ist für immer. Sobald Sie genügend Geld beiseite gelegt haben, können Sie sich den Freiraum oder die Ausbildung leisten, die es Ihnen ermöglicht, genau das zu tun, was Sie wirklich wollen. Indem Sie auf diese Weise die Verantwortung für sich selbst übernehmen, wächst auch Ihr inneres Gefühl, erfolgreich zu sein. Sie kümmern sich um das, was notwendig ist. Sie tun die Dinge, die getan werden müssen. Manchmal erreichen Sie Ihr Ziel besser, ohne direkt darauf zuzugehen.

Manchmal ist es gut, zumindest zu Anfang, wenn Sie noch auf wackeligen Beinen stehen, in bezug auf Ihr Selbstbewußtsein Ihre Ziele nicht zu hoch zu stecken. Wenn Sie sich etwas vornehmen, das Ihre momentanen Kräfte übersteigt, frustrieren Sie nur sich selbst und ihr Selbstwertgefühl geht noch weiter in den Keller.

Um Ihr Selbstbewußtsein zu stärken und um zu sehen, was Ihnen wirklich Spaß macht und womit Sie sich erfolgreich fühlen, müssen Sie sich zunächst Ziele setzen, die auch erreichbar sind und die für Sie ganz persönlich Sinn machen.

Unsere äußeren Tätigkeiten beeinflussen leider unser inneres Selbstwertgefühl oft stark, da wir uns zu sehr mit diesen identifizieren. Dann sehen wir uns selbst nur in der Rolle unserer Arbeit und heben all die anderen Menschen, die sozusagen über uns stehen, auf einen illusionären Thron und beginnen uns plötzlich minderwertig zu fühlen. Solange Sie vor sich selbst bestehen können, gibt es kein Problem.

Alle Äußerlichkeiten wandeln sich stetig und sind immer vergänglich. Vertrauen Sie auf sich selbst, vertrauen Sie Ihrer eigenen Fähigkeit, das zu manifestieren, was für Sie ganz persönlich stimmt. Ihr Vertrauen in Sie selbst wächst proportional zum Gefühl Ihres Erfolges. Ihr wahrer Erfolg ist nicht Ihren Kontoauszügen abzulesen. Ihr wahrer Erfolg entspringt Ihrem Inneren und Ihrem Selbstvertrauen.

Wenn ein Mensch großes Glück hat, kommt er an einen Punkt in seinem Leben, an dem er eine innere Kehrtwende macht und dem Weg seines Herzens und nicht mehr dem Weg seines Egos zu folgen beginnt.

Es wird für ihn wichtig, sich nicht weiter dazu verführen zu lassen, mit den anderen um das goldene Kalb zu tanzen und sich immer tiefer in den Machtgelüsten zu verstricken. Die Machtgelüste der Menschen sind wie ein Moor. Zunächst scheint es nicht so sumpfig zu sein. Doch mit jedem Schritt bewegt man sich tiefer hinein, bis man bis zum Hals darin steckt und nicht mehr herausfindet.

Die Menschen sind sehr wankelmütig. Machen Sie sich von den Launen und Ansichten anderer unabhängig. Lassen Sie sich nicht mehr dazu verleiten, Ihr Selbstwertgefühl nur von dem Respekt und der Anerkennung anderer abhängig zu machen.

Wahre Kraft und wahrer Respekt kommen immer von innen. Keiner kann Sie Ihnen von außen geben. Wenn Sie nur äußeren Respekt suchen für das, was Sie tun oder zu geben haben, begeben Sie sich auf ein gefährliches Glatteis. Wenn Sie Macht über andere suchen, schaufeln Sie Ihr eigenes Grab. Wenn Sie sich selbst nicht kennen und denken, Sie wüßten, was für andere gut ist, gehen Sie, trotz all Ihrer guten Bemühungen, fehl.

In der Tat, es fühlt sich wunderbar an, für eine gute Leistung Lob von außen zu erhalten. Man schwebt im siebten Himmel, wenn einen die Gunst und das Wohlwollen der Mitarbeiter streicheln. Aber vergessen Sie dabei nie die Tage, an denen Sie ganz auf sich gestellt sind und an denen es darauf ankommt, wie sehr Sie sich selbst akzeptieren und wie sehr Sie auf sich selbst vertrauen können.

Wenn Sie dem Weg des Herzens folgen, wird es ein Leichtes für Sie sein, das Lob der Außenwelt zu genießen und dabei Ihre innere Balance zu wahren und in Ihrem eigenen Zentrum zu bleiben. Sie werden sich im rechten Augenblick daran erinnern, daß jede Form von Energie und Kraft immer zu ihrem Gegenpol zurückschwingt, und lernen, die Auf und Abs, leichter und mit mehr Humor und Weitsicht zu nehmen.

Der Weg des Herzens mag Sie auch durch tiefe Täler führen, denn er kann nicht immer nur mit Rosenblätter bedeckt sein. Der Weg des Herzens wird Sie in Lebenslagen führen, in denen Sie aufgefordert werden, Ihr Innerstes und Ihre Seele zu offenbaren. Er kann Sie an Orte bringen und mit Situationen konfrontieren, in denen Sie Ihr Herz öffnen müssen und das Elend der Menschheit, in all seiner Nacktheit, erfahren müssen.

Der Weg des Herzens ist kein einfacher Weg. Doch er erfüllt Ihr Inneres mehr als alle anderen Wege im Leben. Wenn Sie lernen, auch die Täler Ihres Lebens mutig zu durchqueren, werden Sie auch die Höhen immer wieder mühelos erklimmen. Sie lernen durch die Veränderungen aller Dinge, nicht nur sich selbst besser kennen, sondern auch alle Aspekte der Wandlung zu respektieren und zu genießen.

Ganz gleich, welchen Weg Sie wählen, achten Sie immer auf Ihr Inneres, achten Sie auf Ihre inneren Impulse. Achten Sie darauf, daß Sie sich nicht selbst verkaufen. Achten Sie auf Ihre innere und äußere Integrität.

Dies soll keine Moralpredigt sein. Doch nach meiner Erfahrung mit den Schicksalen vieler Menschen stellte sich immer wieder heraus, daß diejenigen, die innerlich zu sich selbst standen und sich nicht mehr nur den Anforderungen der Gesellschaft beugten, glücklicher und zufriedener lebten, als diejenigen, die sich immer wieder selbst verleugneten.

Es gibt für jeden Menschen einen Punkt im Leben, an dem er sich entweder für sein Selbst oder für den Ruhm und Glanz seines Egos in der Gesellschaft entscheiden muß.

Wenn Sie sich an diesem Punkt befinden, handeln Sie bedacht. Entscheidungen, die heute vielleicht unwichtig erscheinen, können morgen einen großen Einfluß über Ihr Leben haben. Entscheidungen, die heute leichtfallen, können morgen zu einer großen Last werden.

Bedenken Sie die Auswirkungen Ihrer Gedanken und Handlungen. Fragen Sie sich immer wieder nach Ihren wahren Motiven. Fragen Sie sich, ob sie gewisse Dinge nur noch aus Egoismus oder gar aus Vergeltung tun. Fragen Sie immer Ihr Herz, wenn Sie die wahre Antwort hören wollen.

Es ist jetzt gut, eine kleine Pause einzulegen

Legen oder setzen Sie sich ganz bequem hin. Es ist hilfreich, nach innen zu horchen und auf die Gedanken und Gefühle zu hören, die sich jetzt bemerkbar machen wollen. Schreiben Sie wieder alles auf, was Ihnen ein- und aufgefallen ist, auch wenn sich die Gedanken und die Gefühle widersprechen. Machen Sie eine Liste für die Wünsche Ihres Egos und eine separate Liste für die Wünsche Ihres Herzens.
Welche Ihrer Wünsche sind auf beiden Listen zu finden?
Meditieren Sie, und denken Sie über diese Wünsche nach.

Sehen Sie sich selbst in Situationen, in denen Ihr Herzenswunsch Erfüllung findet. Wie fühlt sich diese Erfüllung innerlich für Sie an? Welcher Wunsch tritt am stärksten hervor?

Schreiben Sie diesen Wunsch groß auf ein Blatt Papier, und hängen Sie es an einen Platz, an dem Sie es oft sehen können (Kühlschrank, Computer, Badezimmer usw.).

Schreiben Sie auch an den folgenden Tagen Kommentare zu diesem Wunsch auf das Blatt Papier.

Bemerken Sie, wie sich Ihre Stimmungen und Ansichten bezüglich dieses Wunsches eventuell noch wandeln.

Sehen Sie auch die tieferen Schichten, die tieferen Wünsche, die sich hinter dem ursprünglichen Wunsch vielleicht noch verbergen.

Eines ist sicher: Wenn Ihnen Ihre Herzenswünsche klar werden, beginnt sich gleichzeitig auch Ihr neuer Weg abzuzeichnen. Wenn Sie Ihren Herzenswünschen folgen, finden Sie auch Ihre ursprüngliche, innere Vision und Mission in Ihrem Leben wieder.

KAPITEL 5

FAKTEN UND FIKTIONEN

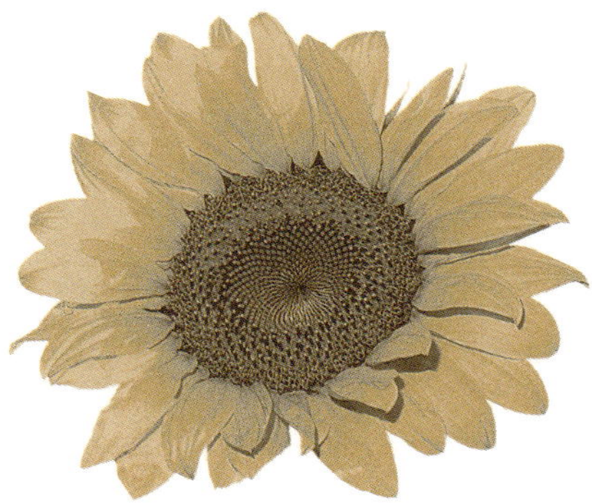

Legen Sie Ihre Karten auf den Tisch. Nur Ihre ganz private Meinung ist jetzt gefragt. Beantworten Sie, Ihnen selbst zuliebe, die folgenden Fragen ganz ehrlich:

Wie beurteilen Sie Ihr eigenes Temperament? Sind Sie launisch, schnell gereizt oder phlegmatisch und lethargisch?

Halten Sie sich selbst für introvertiert oder extravertiert? Sind Sie ehrgeizig und drängen Sie gern voran, oder sind Sie eher passiv und bedächtig in Ihrem Denken und in Ihren Handlungen?

Haben Sie oft wenig Mut und neigen manchmal zu trüben Stimmungen und Depressionen?

Scheint Ihnen die Lebenskraft zu fehlen, nach außen zu gehen oder eine Veränderung überhaupt zu erwägen?

Was wollen Sie mit Ihrer Lebenskraft in der Zukunft anfangen?
Was brauchen Sie wirklich, um sich innerlich befriedigt zu fühlen?
Was sind Ihre Haupteigenschaften, wo liegen Ihre wahren Gaben und Talente, wo liegt Ihr wahres Potential?

Langweilen Sie sich mit Ihrer derzeitigen Arbeit oder Lebenssituation? Fühlen Sie eine innere Distanz zu Dingen und Menschen, die Ihnen selbst nicht guttut?

Sind Sie mit Ihrer Arbeit ausgelastet, oder empfinden Sie Ihre Arbeit als Belastung?

Verurteilen und beurteilen Sie sich oft selbst zuviel?
Fühlen Sie sich zuwenig gefordert?

Steckt vielleicht mehr in Ihnen, als Ihre Umwelt oder sogar Sie ahnen?

Was möchten Sie am liebsten sofort verändern?

Wie sehen Sie Ihre eigene Zukunft?
Was können Sie sich vorstellen? Was nicht?
Was könnte in Ihnen den Wunsch und das Gefühl wecken, sich für etwas total zu engagieren?

Wie sieht es mit Ihrem Energiepegel aus?
Was raubt Ihnen die meiste Kraft?
Womit vergeuden Sie am meisten Ihre Kraft?
Müssen Sie in dieser Situation ausharren?
Welchen Ausweg gibt es?
Dürfen Sie glücklich sein?

Beantworten Sie sich selbst in aller Ruhe diese Fragen, bevor Sie weiterlesen. Machen Sie dann einen weiteren Test: Schreiben Sie wieder alles auf, was Sie über sich selbst wissen und fühlen. (Sie brauchen es niemandem zu zeigen.)

Schreiben Sie auf, was andere Menschen über Sie denken und sagen.
Schreiben Sie auf, was Sie speziell tun, um von anderen Menschen geliebt und geschätzt zu werden. Wieviel Lebenskraft setzen Sie ein, um von anderen Menschen Respekt zu erlangen? Hat es Ihnen genutzt?

Wofür lobt man Sie?
Was schätzt man an Ihnen?
Wofür loben Sie sich selbst?
Was finden Sie gut an sich selbst?
Welche Eigenschaften schätzen Sie an sich selbst hoch ein?
Welche Eigenschaften schätzen andere an Ihnen?

Vergleichen Sie die Aussagen. Was stimmt überein, was nicht?

Die nächsten zwei Fragen beantworten Sie bitte, ohne darauf Rücksicht zu nehmen, was Sie selbst über sich denken oder denken möchten. Antworten Sie *ganz spontan*, denken Sie nicht lange über die Antworten nach.

Wonach sehne ich mich wirklich?
Wo möchte ich in einem Jahr sein?

Schreiben Sie alles auf ein Extra-Blatt Papier, und legen Sie es an einen Platz, an dem nur Sie es sehen können. Tragen Sie es bei sich, und lesen Sie es immer wieder durch.

Beginnen Sie in den nächsten Wochen, die Fakten von den Fiktionen in Ihrem Leben zu trennen. Manchmal stellt man sich selbst ein Bein, indem man scheinbar Dinge will und sich Sachen einbildet, die gar nichts mit einem selbst zu tun haben und nur die Träume und Wünsche anderer Menschen widerspiegeln. Deshalb ist es unumgänglich, die ganz persönlichen Talente und Gaben anzuerkennen.

Vergleichen Sie Ihr Leben nicht mit den Leben anderer Menschen.

Das Vergleichen bringt nur Leid und Unruhe in Ihr Leben. Jeder Mensch hat ganz bestimmte Aufgaben und auch Gaben in diesem Leben erhalten. Jeder Mensch hat etwas ganz Spezielles im Leben mitbekommen. Finden Sie heraus, was Sie mitgebracht haben. Was Ihr Geschenk ist. Was Ihnen inneren Frieden oder Freude bringt.

Wenn Sie einer Fiktion nachlaufen, nur weil es gut aussieht und man Sie dafür vielleicht sogar lobt, werden Sie nicht glücklich und schaden sich dabei nur selbst. Bleiben Sie ruhig bei den Fakten. Bleiben Sie bei dem, was deutlich vor Ihnen liegt. Bleiben Sie ganz entspannt bei dem, was ist.

Entdecken Sie Ihr eigenes Potential und Ihre eigenen Begabungen.

Dieses Potential mag nun nicht immer den Vorstellungen Ihres Egos entsprechen, aber hüten Sie sich davor, eine Begabung, z.B. für Musik oder Kunst, zu mißachten. Sie sind als aufstrebender Künstler auf finanziell vielleicht noch wackeligen Beinen besser dran als ein Bankier im Rollstuhl. Bleiben Sie Ihrem inneren Potential treu, auch wenn Sie manchmal für kurze Zeit auch andere Arbeiten annehmen müssen, um den Lebensunterhalt zu verdienen.

Die Hauptsache ist, daß Sie nicht weiter gegen Ihre eigene Natur und gegen Ihren eigenen inneren Lebensrhythmus arbeiten. Arbeiten Sie mit dem, was Ihnen wirklich Spaß macht und was ohne große Mühen zu Ihnen kommt.

Alle wirklich magischen Dinge im Leben kann man sich nicht verdienen. Es bedarf auch keines Energieaufwandes, um diese Dinge zu genießen. Es ist wie mit der Liebe. Sie weht in unser Leben wie eine Frühlingsbrise. Wir können weder etwas tun, um sie herbeizuzaubern noch um sie festzuhalten. Eines Tages ist sie einfach da wie ein Geschenk des Himmels.

Verkaufen Sie Ihre Lebenszeit nicht länger für Dinge, die Sie nicht befriedigen. Gehen Sie nicht mehr in diese Falle. Bleiben Sie geerdet, bleiben Sie am Boden. Obwohl alles möglich ist, bleiben Sie zunächst mit beiden Füßen auf dem Boden. (Zum richtigen Zeitpunkt können Sie immer noch abheben!) Lernen Sie, die Gaben und Talente, die Sie in dieses Leben mitgebracht haben, auch zu achten und zu schätzen. Machen Sie sich nicht weiter selbst klein. Lassen Sie Ihre Lust an der eigenen Selbstkritik los. Sie bringt nichts Positives hervor. Sich selbst ständig innerlich zu kritisieren, ist eine Angewohnheit, die nur Negativität schafft und wie eine Neurose wirkt.

Es ist ein Mechanismus, den manche Leute, die sich selbst gern frustrieren und innerlich fertigmachen, benützen, um der Welt und sich selbst zu beweisen, daß alles sowieso keinen Sinn hat und alles im Leben umsonst ist. Dieser selbstzerstörerische Zug im Menschen muß erkannt und bewußt konfrontiert werden, wenn eine Veränderung stattfinden soll. Zwingen Sie sich nicht weiter zu Rollen und zu Dingen, die nichts mit Ihrem wahren Wesen zu tun haben. Trennen Sie Ihr wahres Sein vom Schein, und Sie werden gesünder und glücklicher leben.

Wenn Sie z.B. ein eher behäbiger Mensch sind, der es sich gern gutgehen läßt und auch genießen kann, streben Sie bitte nicht das Ideal eines hungernden Yogis an. Es wäre eine wundervolle Gelegenheit, sich selbst jeder Lebenslust zu berauben. Sie können und dürfen Pfunde verlieren, wenn dies Ihr Ziel ist, aber Sie müssen sich nicht zum Skelett herunterhungern, um spiritueller zu erscheinen und um Ihren Bekannten zu imponieren.

Wenn Sie ein schneller Zwilling sind oder ein feuriges Temperament haben, dann zwingen Sie sich bitte nicht zu einer sitzenden Tätigkeit. Dies würde auf die Dauer nur Ihre Lebenskräfte unterdrücken und stagnieren. Sie brauchen Ansprache, Sie brauchen Austausch, Sie brauchen Aktivitäten, um mental und auch körperlich fit zu sein. Manche Menschen brauchen geradezu einen Adrenalinschub, den nur eine Dosis Stress verabreicht, um sich richtig lebendig zu fühlen und um ihr Bestes zu geben. Testen Sie aus, womit Sie sich wohlfühlen!

Wenn Sie ein Mensch sind, der gern allein arbeitet, dann zwingen Sie sich bitte nicht zum Gegenteil. Hören Sie damit auf, sich selbst zu manipulieren und zu etwas zwingen zu wollen, was Sie nicht sind. Es ist reine Energieverschwendung. Sie sind an einem Punkt angelangt, an dem nichts mehr erzwungen werden muß.

Wenn Sie viel mütterliche Kraft in sich tragen und diese Energie anderen Menschen geben möchten, dann tun Sie es bitte. Die mütterliche Kraft und Energie ist eine der wichtigsten Kräfte in der Welt. Ohne diese Kraft wächst und gedeiht nichts, innerlich wie äußerlich. Geben Sie Ihre Kraft. Bemuttern Sie diejenigen, die diese Kraft brauchen, um innerlich zu heilen. Die Mutterkraft, wenn uneigennützig gegeben, ist immer eine heilende Kraft. Sie hilft Menschen, ihr eigenes Zentrum zu finden, und gibt ihnen die Sicherheit, auf sich selbst zu vertrauen.

Mary war bereits um die Siebzig, als sie sich mit ihrem Mann in Uganda niederließ. Nach seinem Tod fragte sie sich, was sie nun mit ihrem Leben anfange wolle. Der Weg zurück in die USA, in ihre alte, bürgerliche Umgebung bei Boston, schien ihr nicht der richtige zu sein.

Nach dem furchtbaren Morden in Uganda waren Hunderte, wenn nicht sogar Tausende von Kindern obdach- und mutterlos zurückgeblieben. Mary entschloß sich, ein Waisenhaus für diese Kinder einzurichten und sie zu betreuen.

Heute ist Mary 85. Sie lebt voller Freude mit ihren Kindern und wünscht sich nichts anderes auf der Welt, als bei Ihnen zu sein und ihnen einen besseren Start ins Leben zu geben. Ich sah sie erst vor kurzem hier im Fernsehen. Es gab einen kleinen Bericht über ihre ungewöhnliche Lebensstory. Sie sah glücklicher und vitaler aus denn je. Sie hat ihre Mission gefunden.

Folgen Sie Ihrem eigenen Potential, folgen Sie Ihrer eigenen Begabung. Lassen Sie Ihre Kraft frei fließen und Sie zu der Aktivität oder Arbeit und Aufgabe tragen, die für Sie innerlich stimmt.

Folgen Sie Ihren Gefühlen. Hören Sie auf Ihren Bauch. Hören Sie auf Ihr Kraftzentrum, auf Ihr Harazentrum. Es zeigt Ihnen genau an, wo Sie sich wohlfühlen und wo nicht. Vertrauen Sie auf Ihre eigene Sensibilität, und lernen Sie, diese Schwingungen zu beachten und ihnen zu folgen.

Der wichtige Schritt, sich selbst zuzuwenden und zu erkennen, was einem guttut, wirkt wie ein Wunder. Sobald Sie, jenseits aller Zweifel, erfahren haben, daß Ihr inneres Wohlsein in Ihren eigenen Händen liegt, haben Sie auch die innere Kraft zur

Verfügung, die Verantwortung für Ihr Wohl zu übernehmen. Mit anderen Worten: Warum sollten Sie es sich selbst weiter schlechtgehen lassen, indem Sie Ihr Potential unterdrücken? Müssen Sie unbedingt ein Image des Leidens aufrechterhalten? Wenn es Ihnen innerlich gutgeht, dann geht es auch allen anderen Menschen um Sie herum besser.

Ihr Mut, Ihre Gaben und Talente zu entwickeln und damit Sie selbst zu sein und die positiven Seiten Ihres Lebens hervorzuheben wirkt ansteckend. Sie werden dadurch zu einem Vorbild für andere. Wenn Sie den Mut haben, Ihr eigenes Potential zu verwirklichen, ganz gleich, was dieses sein mag, geben Sie damit auch anderen Menschen den Mut und das Vertrauen, Ihr persönliches Talent und Ihre Gaben ernst zu nehmen und zu manifestieren.

Dieser Schritt zu sich selbst hin wird auf diese Weise zu einem der wichtigsten Auslöser für ein neues Erleben und einen freudvollen Neubeginn.

Etwas sehr Wichtiges hat in Ihnen zu arbeiten begonnen. Es ist die innere Erkenntnis, daß Sie selbst für Ihr Glück und Unglück verantwortlich sind und dafür auch geradestehen müssen. Keiner zwingt Sie, in einer abtötenden Situation zu erstarren. Keiner zwingt Sie, sich selbst weiter zu verleugnen. Keiner zwingt Sie, sich selbst und damit auch andere zu belügen. Sie selbst haben die Zügel in der Hand.

Sie haben immer die Freiheit zu gehen. Sie haben das geistige Recht, sich und Ihre Lebenslage zu verändern. Es ist Ihre spirituelle Aufgabe, Ihren eigenen Weg zu finden und zu gehen, und nicht den Weg eines anderen Menschen. Es ist Ihre Aufgabe, Ihr eigenes Potential zu verwirklichen.

Doch solange wir uns selbst etwas vormachen und unsere wahre Natur nicht sehen wollen, bleiben wir in unseren fiktiven Ideen über uns selbst hängen. Erst wenn die geistige Notwendigkeit, die innere Wahrheit zu finden und zu leben, in einem Menschen erwacht ist, kann er beginnen, Prioritäten zu setzen und wichtige Unterscheidungen zu treffen und damit sein Leben zu verändern.

Die Fähigkeit zu unterscheiden ist jedoch mit einem Preis verbunden:

Man kann nicht so weitermachen wie zuvor. Sobald etwas tief im eigenen Innersten verstanden ist, kann man nicht mehr so tun, als wäre nichts geschehen.

Menschen, die dies versuchen, hängen buchstäblich zwischen zwei Welten fest. Sie beginnen sich innerlich «unecht» zu fühlen und haben damit nicht unrecht. Im Amerikanischen gibt es dafür ein gutes Wort, es lautet «phony». Phony bedeutet, unwahr zu sich selbst und anderen zu sein. Etwas sein und vorgeben zu wollen, was nicht (mehr) stimmt. Man muß zu seinem eigenen, inneren Verständnis stehen lernen, sonst hat man keine Chance, die eigene Wahrheit zu finden, und verliert obendrein noch seinen Selbstrespekt.

Die Fakten von den Fiktionen zu trennen, ist wie eine Entschlackung der Psyche. Sie hilft Belastungen, die vom eigenen Denken erschaffen wurden, wieder loszulassen und das Wahre und Echte im Leben eines Menschen wieder hervorzuheben und hervorzubringen.

Oft sind es Unfälle oder Krankheiten, die einen Menschen auf seinen Weg zu sich selbst bringen. Oft sind es gerade die erschütternden Erlebnisse im Leben, welche die Kraft haben, Augen und Herzen zu öffnen und eine Kehrwende im Leben der Menschen einzuleiten. Es bedarf manchmal solcher großen Erschütterungen, um uns von unserem gewohnten Trott zu befreien und um unserem Leben einen regelrechten Tritt in eine neue Richtung zu versetzen.

Georg wurde im Krieg, in einem Klosterdorf in Norddeutschland, geboren. Der Vater war bereits seit langer Zeit in Kriegsgefangenschaft in Rußland. Als kleiner Junge zog er mit seiner Mutter ins Ruhrgebiet, spielte zwischen den Trümmern der Häuser und träumte von Dingen, von denen nur Kinder träumen können.

Eines Tages, als er wieder allein für sich auf der Straße spielte, hörte er den Kutscher eines Pferdewagens, der durch die zerbombten Straßen zog, um allerlei Brauchbares zu sammeln, seine Flöte spielen. Die Töne der Flöte wirkten wie Lichtstrahlen auf ihn. Er war glücklich und bekam daraufhin von seiner Mutter eine Mundharmonika geschenkt. Später fand und kaufte er sich andere Instrumente und begann Musik zu machen.

Als Georg um die zwanzig war, zog er nach München und begann bei einer Zeitung zu arbeiten. Er dachte, daß er Journalist werden wollte. Sein Hobby war und blieb, seit diesem grauen Tag in den Trümmern, als das erste Mal der Laut einer Flöte wie eine ferne Erinnerung an sein Ohr drang, immer die Musik. Doch er traute sich nicht, seiner inneren Stimme zu folgen und die Musik zu seinem Lebensinhalt werden zu lassen.

Einige Jahre später wurde er nach einem furchtbaren Autounfall und einer darauf folgenden gefährlichen Nierenoperation das erste Mal im Leben mit seinem eigenen Tod konfrontiert. Er wurde sich in diesem Moment darüber bewußt, das seine Zeit auf dieser Erde begrenzt war. Er sah ganz plötzlich, daß er nicht wirklich sein Leben gelebt hatte. Er sah, daß er nicht gelebt hatte, was er in Wirklichkeit war. Er hatte sein inneres Wesen verneint, und es wurde ihm klar, daß er so nicht mehr weiterleben konnte.

Er schaffte den Sprung. Georg verließ seinen Job als Journalist und begann wirklich Musik zu machen. Als Chaitanya Georg Deuter wurde er Ende der sechziger Jahre mit seiner ersten Schallplatte, D, das für Deuter stand, zum Gründer der New-Age-Music. Die Flöte wurde sein Markenzeichen. Bis heute hat er über 40 CDs produziert und eine Goldene Schallplatte an der Wand.

Seine Flöte durchdringt noch immer in ihrer Klarheit und Schönheit wie ein Sonnenstrahl den Raum der Unendlichkeit und erfüllt die Herzen der Menschen mit Licht und Freude.

Wenn wir nicht von selbst sehen, wo wir hingehören und was wir zu tun haben, hilft uns das Leben auf seine Weise, unsere Richtung wiederzufinden und unser eigenes Potential zu leben. Die Fakten von den Fiktionen zu trennen hilft, keine weitere Energie zu verlieren. Einem Phantom nachzulaufen, ist Zeitverschwendung. Sich dem zuzuwenden und das anzunehmen, was man selbst in dieses Leben mitgebracht hat, zeigt Verständnis und Einsicht.

KAPITEL 6

DENKEN SIE SICH FREI

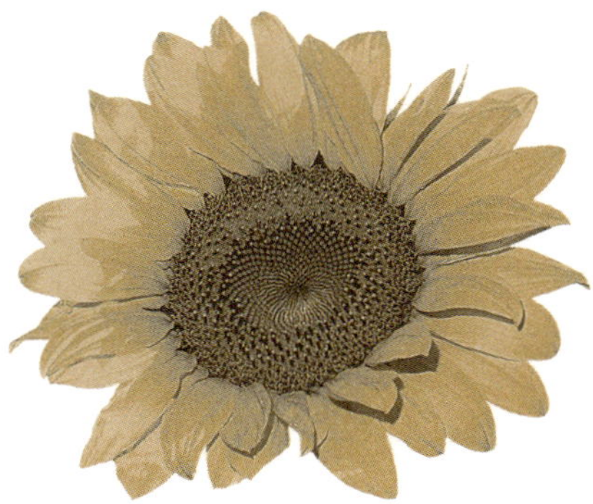

Die Aufforderung, sich selbst frei zu denken, kann Sie, wenn Sie dazu bereit sind, zu den wichtigsten Einsichten dieses Buches führen. Sobald Sie erkannt haben, daß Ihr eigenes Denken Sie im Griff hat und Sie regelrecht in einer Art Hypnose gefangenhält, öffnet sich für Sie der Weg in eine neue Existenz.

Wir selbst haben uns durch unsere Art zu Denken und durch unsere Urteile und Vorurteile unser eigenes Gefängnis erschaffen. Wir selbst müssen uns daraus auch wieder befreien und frei-denken. Wir haben uns in dieses Gefängnis hineingedacht und müssen uns jetzt auch wieder herausdenken.

Freidenken heißt, die eigenen Gedanken, Konzepte, Werte, Vorurteile, Meinungen und Vorstellungen, wie die Dinge und das Leben zu sein haben, in Frage zu stellen. Es bedeutet, die alten, eingefahrenen Gedankenschienen zu verlassen und sich auf die Suche nach der eigenen inneren Wahrheit zu begeben. Es bedeutet, zu einem geistigen Pionier zu werden und den Ballast einer mittelalterlichen Lebensauffassung abzuwerfen. Es heißt nichts anderes, als auf einer geistigen Ebene wiedergeboren zu werden. Dazu gehören eine gute Portion Mut und auch das Vertrauen, daß am Ende des Tunnels wieder Licht ist.

Wie Sie Stein auf Stein oder Gedanken auf Gedanken zusammengetragen haben, um sich Ihren mentalen Kerker zu bauen, so müssen Sie ihn auch Stück für Stück wieder abtragen. Dieser Vorgang benötigt besonders zu Anfang große Geduld. Doch ohne diese Geduld kommen Sie nicht ans Ziel. Mit all dem angesammelten Unrat, in Form von negativen Gedanken, Vorurteilen und Zweifeln, den Sie teilweise selbst erschaffen haben und der Ihnen auch von Ihrem eigenen Umfeld liebevollerweise vermacht wurde, ist dies unmöglich.

Sie brauchen inneren Freiraum, um ein neues Leben zu beginnen. Sie brauchen die Gewißheit, daß Sie die Kraft haben, sich von allem Unrat, der Ihnen eingetrichtert wurde, ohne Schuldgefühle zu lösen. So können Sie es schaffen, zu einem Zustand der inneren Unschuld zurückzukehren und noch einmal neu anzufangen. Dazu gibt es einige hilfreiche Gedankengänge, mit denen Sie sich an dieser Stelle gleich anfreunden können:

Es ist immer möglich, eine neue Existenz zu beginnen.
Es ist möglich, über mein Ego hinauszuwachsen und mich an die wahre Vision und Aufgabe meines Lebens zu erinnern.
Es ist möglich, eine Kehrtwende zu machen, wenn ich es von ganzem Herzen will.

Wie kann man sich aus einer Falle herausbewegen, die man sich selbst erschaffen hat, an die man gewöhnt ist und mit der man sich in der Zwischenzeit vollkommen identifiziert hat?

Man muß zuerst sehen, daß man in einer Falle sitzt. Die Identifikation und Vorstellung, die man von sich selbst und der Welt hat, ist die Falle. Es ist diese Fessel, die es oft unmöglich macht, etwas Neues zu beginnen. Aus diesem Grund müssen Sie sich aus dieser inneren Falle auch wieder frei-denken.

Schaffen Sie sich zunächst in Ihrem eigenen Denken mehr Bewegungsfreiheit. Lassen Sie Ihre Gedanken wandern. Erlauben Sie sich zumindest in Gedanken eine gewisse Freiheit, und beginnen Sie wieder zu träumen… Stellen Sie sich neue Dinge vor, träumen Sie von neuen Situationen und Lebensumständen. Lassen Sie Ihrer Phantasie freien Lauf.

Kein Mensch muß sein ganzes Leben lang an ein und demselben Fleck verharren oder ein und dieselbe Arbeit ausführen.

Es gibt keine Norm, wie man zu leben hat. Es gibt keine für das Leben und für das, was man im allgemeinen als «normal» bezeichnet. Menschen, die nach Normen leben, sind innerlich bereits tot. Jeder Mensch besitzt seinen ganz eigenen Lebensrhythmus. Wenn es ihm gelingt, diesen Rhythmus in sich wiederzufinden, und er es wagt, ihn auch zu leben und sich ihm anzuvertrauen, verändert sich vieles in seinem Leben ganz von selbst. Dieser Lebensrhythmus hilft ihm, sich zu befreien.

Vieles, was falsch und unecht ist, fällt dann ganz von selbst ab. Wenn man verstanden hat, was für einen selbst richtig ist und was nicht, verändert sich das Verhalten ganz von selbst.

Es spricht von höchster Unintelligenz oder sogar Masochismus, wenn sich ein Mensch wider besseren Wissens selbst schadet, indem er weiterhin gegen seine eigene Natur arbeitet. So ein Mensch untergräbt durch seine eigene Lebensweise jede Empfindung der inneren Zufriedenheit und des Glücks. Dafür kann er später niemand anderen verantwortlich machen als sich selbst.

Beobachten Sie vor allem die Gedanken und Gefühle, die Ihnen weismachen möchten, daß sowieso alles umsonst ist. Diese Gedanken und Gefühle sind Ihre Kerkerwächter. Sie haben Angst vor jeder Veränderung und jeder Form der Umstellung.

Oft sind es auch die inneren Stimmen der Eltern und Lehrer, die Stimmen der sogenannten Freunde und Bekannten, welche Sie davor warnen wollen, ins Ungewisse zu springen. Diese Stimmen reflektieren jedoch nur deren Ängste, welche auf Sie projiziert werden.

Lassen Sie sich auf diesen Entschlackungsprozeß ein, und beobachten Sie alles, ohne darauf aktiv zu reagieren. Bleiben Sie passiv, bleiben Sie ruhig. Sehen Sie alles wie auf einer Leinwand vor sich ablaufen. Mischen Sie sich nicht ein. Genießen Sie die Unterhaltung. Meditieren Sie über die Einflüsse und Gedanken, die diesen Kerker mit aufgebaut und erschaffen haben.

Benutzen Sie Ihre Energie dazu, sich vorzustellen, wie ein neues Leben für Sie aussehen könnte, welche Rollen Sie darin am liebsten spielen möchten, was Ihre neuen Aufgaben und Tätigkeiten sein könnten. Denken Sie sich in verschiedene Tätigkeiten und Aktivitäten hinein. Sehen Sie sich in diesen neuen Situationen agieren. Sind sie innerlich für Sie befriedigend, oder gehören sie noch immer zu den Fiktionen des Egos?

Welche Lebensqualitäten suchen Sie? Umgeben Sie sich in Ihrer Vorstellung mit diesen Qualitäten. Fühlen sie diese ganz bestimmte Lebensqualität, die Sie mögen, die Ihnen zusagt. Stellen Sie sich vor, wie Sie in den Situationen und Umständen, die Sie lieben und die Sie innerlich ausfüllen und glücklich machen, arbeiten.

Um sich frei zu denken, brauchen Sie alle Energien, die Ihnen in diesem Augenblick zur Verfügung stehen. Sie sollen wieder lernen zu träumen. Sie sollen die innere Freiheit wiederfinden, Ihre geistigen Luftschlösser auch zu bewohnen.

Wir alle müssen mit dem anfangen und arbeiten, was wir haben. Was wir immer haben, sind unsere Gedanken, unsere Gefühle, unsere Eingebungen und Intuitionen. Ob wir auf unsere Intuitionen hören oder nicht, ob wir sie annehmen können oder nicht, wir alle werden von einer höheren Macht, von einer höheren Intelligenz als der menschlichen geleitet. Wenn wir uns erlauben, unsere innere Verbindung mit dieser Kraft zu realisieren, sind wir auf unserem Weg.

Franziska arbeitete als Lehrerin in einem kleinen Ort in den Bergen. Doch sie war bereits seit einiger Zeit nicht mehr richtig ausgelastet und nicht mehr zufrieden. Sie suchte einen neuen Weg des Selbstausdrucks und der Kreativität.

Wir sprachen zu dieser Zeit sehr oft miteinander, und es stellte sich schließlich heraus, daß sie am liebsten Psychologie studieren würde. Nach langem Hin und Her und vielen schlaflosen Nächten kündigte sie ihren Job und meldete sich für das

Studium an, welches sie mit ihren Ersparnissen gerade finanzieren konnte.

Nach fünf harten Jahren war es soweit. Franziska hatte ihren Doktor der Psychologie in der Tasche. Aber was nun? Ein Bekannter gründete zur selben Zeit sein eigenes Management-Training. Er konnte eine Partnerin und besonders eine mit Titel bestens gebrauchen. Die gemeinsame Arbeit war nicht immer einfach, doch sie gab ihr innere Erfüllung und Freude, und mit der Zeit wurden sie ein gutes Team.

Franzsiska ist heute eine bekannte Managementtrainerin und bereist die halbe Welt. Sie hat sich Ihren Traum von einem neuen Leben erfüllt. Auch sie hatte sich damals lange gefragt, was sie mit ihrem Leben anfangen wolle... und fand ihre Antwort.

Es gibt tausende solch wundervoller Geschichten. Von Menschen, die uns unbekannt sind und solchen, die im öffentlichen Leben stehen. Von Menschen, die den Mut hatten, sich von ihrer Vergangenheit freizudenken und sich von Ihren eigenen Limitierungen zu befreien.

Wie die spannende Lifestory von Roger Schawinski, der mit seinem Rebellenradio, Radio 24, bereits in den siebziger Jahren die Schweizer Gemüter erhitzte und die Jugend weit über die Grenzen der Schweiz hinaus begeisterte und inspirierte.

Er hing auch mit fünfzig Jahren den Hut nicht an den Nagel. (Was er gut und gerne hätte tun können), sondern ging noch einmal aufs Ganze. Er setze alles aufs Spiel und gründete genau an diesem Punkt seines Lebens das erste Privatfernsehen der Schweiz.

Dieser Schritt machte ihn über Nacht zum bekanntesten Medienpionier der Schweiz. Für seine Rebellion gegen das Establishment und gleichzeitig für seine Leistungen und Arbeit in der Gesellschaft wurde ihm 1998 der begehrte Gottlieb-Duttweiler-Preis verliehen.

Und somit geht Roger Schawinski zu Recht in die Schweizer Geschichte ein. Sein Erfolg beruhte nicht etwa, wie bei so vielen, die ihn später bekämpften, auf ererbten Geldern, sondern entsprang immer seiner eigenen inneren Vision und seiner eigenen kreativen Ader und Weitsicht. Er konnte all dies manifestieren, weil er an sich selbst glaubte und damit die Kraft besaß, nicht nur die Opfer zu bringen, ohne die er seinen Traum niemals hätte verwirklichen können, sondern auch das Vertrauen, daß seine Arbeit Früchte tragen würde.

Die Fähigkeit und die Kraft, andere Menschen zu motivieren und zu inspirieren, ist seine besondere Gabe. Roger Schawinski hat mich, Anfang 1999, auch zu diesem Buch inspiriert.

Nicht jeder neue Weg muß jedoch in die Öffentlichkeit führen. Nicht jeder kann und will mit dieser Art von high-powered Stress arbeiten und leben. Es gibt sicher unzählige Geschichten von Menschen, die ebenso mutig und eindeutig ihren Weg einschlugen und von denen nie etwas bekannt wurde und wir nie etwas hören werden.

Es kommt letztlich überhaupt nicht darauf an, was ein Mensch tut, sondern wie er es tut. Es geht auch gar nicht darum, ob ein Mensch nun wirklich den Rest seines Lebens bei ein und derselben Sache bleibt oder sich immer wieder verändert. Es geht nicht darum, ob man berühmt wird mit seiner Arbeit oder nicht. Es geht darum, endlich etwas zu tun, was auch Spaß und Freude bringt und – letztlich auch inneren Frieden.

Deshalb ist es hilfreich, sich immer wieder daran zu erinnern und sich zu fragen, was man wirklich möchte. Welche Lebensqualitäten man in seinem Umfeld haben oder erhalten will. Mit wieviel Stress man umgehen kann, ohne sich kaputt zu machen.

Wenn Sie ihre eigenen Träume und Visionen verwirklichen wollen, dürfen Sie auch niemals andere oder deren Ideale nachahmen wollen. Sie dürfen niemals in die Falle der Imitation laufen. Sie können sich zwar von den Ideen und Visionen anderer inspirieren lassen, aber Sie dürfen sie nicht kopieren wollen.

Jeder von uns hat seine ganz eigene Vision und Mission im Leben. Nur Ihr eigener Weg, nur die Manifestation Ihrer eigenen Vision kann Sie erfüllen. Nur die eigene Vision Ihres Lebensweges besitzt lebenspendende Kräfte, nicht die Träume anderer Menschen. Lassen Sie sich von den Erfolgen anderer inspirieren, aber ahmen Sie sie nicht nach. Fassen Sie sich ein Herz, und lassen Sie Ihr Vertrauen in das Leben wachsen. Wenn andere Ihre Träume erfolgreich verwirklichen können, dann können Sie es ebenso.

Sich frei zu denken, ist eine Sache, aber die innere Freiheit zu besitzen, das zu tun, was für einen selbst gut und notwendig ist, ist eine andere. Das zu tun, was wirklich getan werden muß, ist eine der größten und wichtigsten Freiheiten jedes Menschen.

Sich von seiner Vergangenheit frei zu denken braucht Zeit. Man kann nicht Jahre der Verschüttung in wenigen Monaten klären. Man muß sich wirklich Zeit nehmen. Doch dieser Schritt ist jede Unannehmlichkeit wert. Sich einzugestehen, daß man vieles in seinem Leben schöner und einfacher haben könnte, wenn man sich erlauben würde, eine tiefere Einsicht in die Dinge des Lebens zu entwickeln, erweckt die rechte Motivation.

Zu verstehen, daß die Gegenwart die Zukunft immer mit beeinflußt und mit formt, bedeutet einen großen Durchbruch im Denken jedes Menschen. Zu verstehen, daß man nur dann ein glückliches Morgen haben kann, wenn man sich bereits im Hier und Jetzt zu freuen beginnt, ist eine große Offenbarung.

Die Zukunft erwächst aus der Gegenwart. Ein Morgen, in dem wir, ohne uns zu besinnen, glücklich sein werden, gibt es nicht.

Es ist eine Fiktion anzunehmen, daß ein Mensch, der heute in seinem Elend wühlt, es morgen glücksstrahlend verlassen wird. Wir sind mit den Unannehmlichkeiten unseres Lebens ebenso verhaftet wie mit den Annehmlichkeiten. Wir lassen auch das Unangenehme nicht so einfach los.

Wenn Sie eines Tages sehen, daß Sie den Schlüssel zu Ihrem Glück oder Unglück selbst in der Hand halten, überlegen Sie sich vielleicht besser, wie Sie ihn benutzen. Sie selbst formen und gestalten Ihre Zukunft. Wenn Sie heute an den Dingen und Situationen weiter festhalten, die Ihr eigenes Lebensglück und Ihre eigene innere Zufriedenheit verhindern, werden Sie höchst wahrscheinlich morgen dasselbe tun.

Sich frei zu denken bedeutet deshalb auch, anders über die Dinge und natürlich das Leben denken zu lernen. Es bedeutet, eine Erweiterung des eigenen Bewußtseins zu erlauben, um dadurch ein tieferes Verstehen der eigenen Lebenslage zu bewirken.

Sobald Sie etwas wirklich verstanden und den inneren Mechanismus und die wahre Motivation hinter einer Sache erkannt haben, beginnen Sie sich anders zu verhalten. Sie werden vielleicht selbst erstaunt sein, daß Sie plötzlich auf Menschen oder auch auf bestimmte Situationen nicht mehr so gereizt wie früher reagieren.

Sie haben den inneren Freiraum und den Abstand gewonnen, nicht einfach nur blind zu reagieren, sondern auf die Menschen oder die Sache einzugehen und Ihnen aus Ihrer inneren Integrität zu antworten.

Indem Sie sich selbst die Freiheit geben, anders zu denken, geben Sie sich gleichzeitig auch die Freiheit, anders zu handeln. Indem Sie verstehen, wie sich Ihre Energie auf andere zubewegt und ausbreitet, verstehen Sie auch die Rückwirkungen auf Ihr eigenes Leben.

KAPITEL 7

KEINE DOGMEN – KEINE GRENZEN

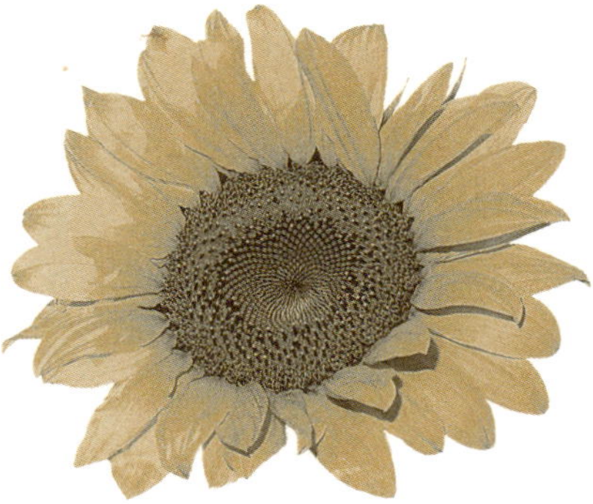

Alles, woran Sie glauben, alles, was Sie über sich selbst und andere denken, beeinflußt auf eine ganz subtile, aber sehr direkte Art Ihr Leben.

Wenn Sie z.B. wie ein wahrer Ur-Christ lebten, dann würde Ihr Glaube an Jesus und sein tiefes Mitgefühl mit dem Leiden der Menschheit Ihr Leben bestimmen. Dann würden Sie nach seinem Vorbild leben und nicht nach den Dogmen und Ideologien der Kirchen. Dann würden Sie Menschen helfen und empfänden Mitgefühl mit dem Leiden aller Kreatur. Dann gäbe es kein Gut und Böse. Dann gäbe es für Sie keine Heiligen und keine Sünder. Denn in diesem Fall würde Ihr inneres Verständnis alle Polaritäten überschreiten. Dann lebten Sie wie Jesus selbst, ganz spontan, aus Ihrem Herzen heraus. Jesus war ein Mensch des Herzens und nicht ein Mensch des Intellekts. Würden die sogenannten Christen von heute wirklich nach den Worten Jesu leben, sähe die Welt vielleicht ein wenig anders aus.

Dies ist bitte keine Reklame für die Kirchen. Die Kirchen haben über die Jahrhunderte hinweg meist nur an ihren eigenen Machtzuwachs gedacht und ihr oberstes Gebot, Jesus Christus mit dem Herzen zu folgen und Mitgefühl mit den Menschen zu haben, gebrochen.

Jedes Kind beginnt an die Ideologien und Werte zu glauben, die es von seiner Familie mitbekommt. Dies gilt für alle Glaubensrichtungen, ganz gleich, ob es sich um Mohammedaner, Christen, Buddhisten oder Hindus handelt. Jedem Menschen erscheinen in seinen Visionen und Gebeten die Bilder der eigenen Gottheit.

Es wäre ein Fehlglaube anzunehmen, daß einem Buddhisten Jesus erscheinen könnte. Ein Buddhist ist weder von einer körperlichen Form der göttlichen Kraft abhängig, noch ist er auf die weltliche Form eines Heiligen programmiert. Während es einem Katholiken leichtfallen mag, mit Mutter Maria zu kommunizieren, wäre dies für einen Buddhisten oder Moslem undenkbar.

Alle Völker und Länder haben ihre jahrtausendealten und tief einzementierten Unterschiede in Ihren Glaubenrichtungen. Es sind diese Unterschiede, welche die Gläubigen immer wieder zu den furchtbarsten und grausamsten Kriegen führen.

Es ist für einen Menschen zuweilen schwer anzunehmen, daß ein anderer anders als er empfinden könnte und daher die Göttliche Kraft anders interpretiert als er selbst. So ein Mensch fühlt sich in seinem eigenen Glauben und in seiner eigenen Konditionierung dermaßen bedroht, daß er in seiner Angst um sich schlägt. Alle Andersgläubigen können in seinen Augen zu Heiden werden, und er hat nur eines im Sinn, nämlich sie auszurotten. Er muß sie ausrotten, damit die Bedrohung, die er in seinem Innersten, gegen seinen eigenen subjektiven Glauben empfindet, verschwindet.

So entstanden alle sogenannten «heiligen» Religionskriege. Auf diese Weise wurden durch das sogenannte «Wort Gottes» mehr unschuldige Menschen umgebracht als in allen Weltkriegen zusammen. Es wurden Millionen von Menschen hingemetzelt, nur weil sie eine andere Vorstellung von Gott hatten. Auf diese Weise haben gerade die Religionen, die ursprünglich der Verbindung der Menschheit zum Göttlichen dienen sollten, das genaue Gegenteil bewirkt.

Noch Ende des letzten Jahrhunderts wurden fast alle Indianerstämme Nordamerikas gnadenlos hingemetzelt und fast vollkommen ausgerottet, nur weil man sie für Tiere oder zumindest gottlose Heiden hielt und ihnen ihr Land stehlen wollte. Sie wurden von sogenannten Christen aus Europa ihres Landes und Lebens beraubt. Es ist eine Sitte, die noch heute global zu beobachten ist. Sie mußten sich der puren Gewalt der

Eindringlinge beugen, obwohl sie eine wesentlich höhere und natürlichere Vorstellung vom Großen Geist besaßen als ihre Eroberer aus Europa.

Heute vegetieren die meisten dieser Menschen, beraubt aller Würde und jeglicher Möglichkeit, sich einen neuen Lebenssinn zu schaffen, in ihren Reservaten dahin.

Die Selbstmordrate ist 70 Prozent höher als bei der weißen Bevölkerung. Es brauchte keine Kugeln, um den Rest ihrer Menschlichkeit zu zerstören, es brauchte nur den Alkohol des Weißen Bruders, um ihnen den Rest zu geben.

Die Massengräber des Massakers an den Lakota-Sioux-Indianer am 29. Dezember 1980 am Wounded Knee Creek in South Dakota sahen denen von Kosovo sehr ähnlich. Über 200 Frauen, Kinder und alte Menschen wurden in dieser furchtbaren Nacht von der 7. Armee der Vereinigten Staaten gnadenlos hingemetzelt, obwohl sie sich nahe des Reservats in einem Camp befanden, welches man ihnen zugewiesen hatte.

Ich führe dieses Beispiel an, um zu zeigen, was falscher und blinder «Glaube» anrichten kann. Hüten Sie sich davor, die Religion anderen Menschen anzugreifen oder beurteilen zu wollen. Solange man Sie in Ruhe läßt und nicht versucht, Ihnen gegen Ihren Willen etwas aufzuzwingen, ist alles in Ordnung.

Wenn wir überleben wollen, müssen wir langsam lernen, die verschiedenen Varianten der Anbetung des Göttlichen als eine Einheit zu begreifen. Alles ist eine Einheit, ist immer ein Ganzes, denn in Wirklichkeit ist alles *eins*, nur wir sehen es nicht. Daß wir die Einheit der Wahrheit und ihre Verbundenheit mit allem Leben nicht sehen oder nicht begreifen können, deutet aber nicht auf ihre Nichtexistenz.

Wenn Sie hingegen in einer Familie aufgewachsen sind, die Ihnen keinerlei «religiösen Werte» mit auf den Weg gegeben hat, müssen Sie sie selbst in Ihrem Leben finden. (Leider haben die wenigsten von uns dieses Glück, derart unvoreingenommen an Religion herangehen zu können.) Dies erscheint zunächst vielleicht als Nachteil, doch wenn Sie genauer hinsehen, entpuppt sich diese Situation als sehr vorteilhaft für Sie. In einer solchen Lage haben Sie selbst die Wahl. Sie selbst können in sich hineinfühlen und ihre eigene Wahrheit finden und damit auch die Form Ihrer eigenen Verehrung des Göttlichen entdecken.

Vielleicht brauchen Sie keine konkrete Figur bzw. kein von Menschen erschaffenes Vorbild zur Verehrung der Göttlichen Kraft. Sie brauchen keine Angst zu haben, «gottlos» zu sein, wenn Sie sich nicht an die althergebrachten Vorstellungen klammern wollen. Gott wird Sie nicht dafür bestrafen, die göttliche Kraft nicht nur in steinernen Gemäuern zu suchen, sondern dort zu finden, wo sie tatsächlich leichter zu erspüren ist, nämlich in der freien Natur. Er wird Ihnen nicht übelnehmen, wenn Sie das Firmament mit seinen Milliarden von Lichtern als Ausdruck der göttlichen Kraft betrachten, anstatt den Giebel eines irdischen Gotteshauses.

Für die Lakota-Indianer war Wakan Tanka, der Große Geist, überall zu finden. Sie machten keinen Unterschied. Sie brauchten keine von Menschen erbauten Gotteshäuser. Sie brauchten auch keine speziellen Gebete. Die Natur selbst war ihr Gotteshaus, und das Leben selbst war ihr Gebet. Alles war heilig, denn alles hatte den Atem Wakan Tankas in sich. Alles besaß eine Seele.

Selbst Aristoteles, der von den meisten Menschen als der Grundsteinleger des westlichen Denkens gehalten wird, bezweifelte zum Beispiel, daß Frauen eine Seele hatten. Die verheerenden Auswirkungen solch arroganter und vor allem liebloser und gottloser Gedanken sind noch heute in unserer Gesellschaft überall sichtbar.

Es ist genau die Arroganz eines solch unmenschlichen Denkens, die Sie jetzt unter die Lupe nehmen müssen, wenn Sie in

Ihrem Leben ein Maß an Glück und Zufriedenheit finden wollen.

Der wichtigste Punkt ist deshalb jetzt folgender: Sie müssen selbst erkennen, mit welcher Art von Konditionierungen Sie großzogen wurden, was in Sie eingepflanzt wurde, in Form von Gedanken und Gefühlen. Sie müssen erkennen, wie Sie diese Vor-Stellungen und geistigen Konditionierungen noch heute in Ihrer Weiterentwicklung hindern. Sie müssen sehen lernen, wie Sie – einer Marionette gleich – an den Fäden dieser Konditionierungen, mögen sie nun religiöser oder auch moralischer Art sein, hängen und dabei das Gefühl haben, aus Ihrem freien Willen heraus zu handeln. Nichts liegt der Wahrheit ferner.

Bei meiner beratenden Arbeit mit Hunderten von Menschen habe ich immer wieder feststellen müssen, daß besonders die tiefen Schuldgefühle, die uns allen von Anfang an eingetrichtert wurden, das Leben eines Menschen an den Rand des Ruins bringen können.

Das Gefühl, von Anfang an schuldig zu sein, bereits schuldig geboren zu werden, ist für viele Menschen das unerträglichste von allem. Solche Menschen haben oft die größte Mühe, sich von diesen nicht nur unwahren, sondern auch höchst grausamen und unmenschlichen Konditionierungen zu befreien. Diese Konditionierungen sitzen jedoch sehr tief, sie sitzen buchstäblich in den Knochen, denn sie sind bereits mit der Muttermilch in die Menschen eingeflossen.

Es ist deshalb auch nicht verwunderlich, daß Leute manchmal Jahre oder sogar das ganze Leben brauchen, um sich von diesem fatalen Unsinn wieder zu befreien.

Wenn es überhaupt eine Sünde gibt, dann ist es in meinen Augen diese: Unschuldige Wesen von Beginn ihres Lebens an auf eine falsche Fährte zu locken, sie mit Ängsten zu beladen und sie dann durch die daraus entspringenden Schuldgefühle zu kontrollieren und damit geistig zu fesseln.

Wenn Sie ein glücklicheres und ein erfüllteres Leben anstreben wollen (und dies dürfen Sie!), dann sehen Sie genau nach, worin Ihre stärksten Konditionierungen bestehen. Beobachten Sie genau, welche Grundgefühle immer wieder hochkommen und welche Art der Gedankenschleifen sich unablässig wiederholen. Beobachten Sie, ob Sie Menschen, die anders denken und glauben als Sie, innerlich ablehnen.

Begreifen Sie, daß die Vorstellungen, mit denen Sie groß geworden sind, nichts mit Ihrem wahren Wesen zu tun haben. Sehen Sie selbst, wie diese geistigen und mentalen Programmierungen immer wieder Ihr Leben verformt haben und vielleicht noch heute in eine Richtung zwängen, in die Sie gar nicht gehen möchten. Werden Sie sich bewußt, wie Ihre Glaubensvorstellungen, Ihre Urteile und vor allem ihre vererbten Vorurteile Ihre Persönlichkeit gebildet haben und mit den Wünschen Ihres inneren Wesens wenig gemein haben. Ihr eigener Mut, zu sich selbst zu stehen und die Wahrheit zu erkennen, wird Ihnen auch den Weg in die Freiheit weisen.

Alle Arten von Dogmen sind Krücken – manche mit Gold geschmückt, manche mit Silber verziert, doch sie sind und bleiben Krücken. Selbst um einen sogenannten «guten Charakter» zu schmieden, sind sie nur sehr begrenzt nützlich.

Es ist deshalb auch weiser, das Gute im Menschen von selbst erblühen zu lassen, als es schon von Anfang an mit strengen Regeln und Strafmaßnahmen in eine bestimmte Richtung hin zwingen zu wollen.

Jede Art von Dogma, jede Ideologie, begrenzt Ihre innere Freiheit und verleugnet und verschleiert die Weisheit Ihres geistigen Wesens. Aus diesem Grund ist es so wichtig zu erfahren, nach welchen inneren Regeln und Weltanschauungen Sie leben und agieren. Sie müssen erkennen lernen, *was* Sie wirklich motiviert und inspiriert und welche inneren Regungen und Anschauungen Sie zu welchen Resultaten bringen.

Ihre ganz persönliche Verbindung mit Gott oder dem Göttlichen muß nicht erst artifiziell erschaffen werden. Sie ist immer da. Wir alle existieren durch unsere Verbindung mit dem Göttlichen. Auch ohne äußere Hilfe. Denn es ist der göttliche Funke, der Atem Gottes selbst, der uns mit allem Leben und mit allem Sein verbindet. Es bedarf dazu keiner menschlichen Brücke.

Ob wir es annehmen wollen oder nicht, es gibt eine höhere Kraft, die uns leitet und führt. Wir können mit unseren Egowünschen und unserem menschlichen Willen zwar scheinbar gegen diese Kräfte angehen, doch wenn wir genau hinsehen, bemerken wir, daß die Wahl bereits getroffen ist. Wir agieren zwar, wir bilden uns ein, nach unserem Willen zu arbeiten, doch der menschliche Wille kommt in Wirklichkeit erst nach der Tat ins Spiel.

Über die Freiheit und die reife Einsicht, die diese Erkenntnis erfordert, sprechen wir später noch eindringlicher. Doch diese vielleicht albern wirkenden Zeilen aus der Weisheit des Volksmunds machen das ganze Unternehmen deutlich:

Der Mensch denkt, und Gott lenkt....
Der Mensch dachte, und Gott lachte...

Wir müssen lernen, uns selbst zu beobachten und zu inspizieren. Wir wollen erfahren, was uns zu dem gemacht hat, was wir heute sind oder zumindest zu sein glauben. Welche Glaubensformeln wir als absolute Realität akzeptiert haben und welche Werte wir als unumstößliche Wahrheiten in uns aufgenommen haben.

Wir müssen wieder lernen, inneren Abstand von unserer Persönlichkeit zu nehmen und die Quelle unseres Bewußtseins wiederentdecken. Dies ist eine langwierige Arbeit, die aber in Zeiten des Wandels und der inneren Umstellung ihren rechtmäßigen Platz findet.

Gerade in Zeiten des Nichtwissens, des Abwartens und Loslassens haben Sie eine gute Gelegenheit, sich selbst besser kennenzulernen. (Obwohl dieses Kennenlernen zu Anfang oft nicht das Angenehmste ist...) Aber es hilft Ihnen später, das Neue und Unbekannte, welches unwiderruflich auf Sie zukommt, besser annehmen und verstehen zu lernen.

Es gilt jetzt, diese Zeit für die innere Arbeit zu nutzen, selbst wenn nichts oder nur wenig passiert. Gerade in solchen Phasen, in denen die äußeren Ereignisse weniger werden, geschieht auf der inneren Ebene meist sehr viel.

Sie brauchen diese Form der inneren Entwicklung jedoch nicht unbedingt gleich in Worte zu fassen. Oft geschieht unter der Oberfläche so viel, daß Sie erst später sehen, welch tiefgreifende Wandlungen Sie durchlebt haben.

Es genügt an dieser Stelle zu erkennen, welche inneren Motivationen Sie leiten und welche äußeren Anlässe Sie am meisten beeinflussen.

Auf welcher Ebene Ihres Seins reagieren Sie am stärksten auf äußere oder auch innere Stimulierungen bzw. Herausforderungen? Mit was oder mit welcher Ideologie identifizieren Sie sich am meisten? Worüber ärgern Sie sich bei anderen, wo stimmen Sie zu?

All dies sagt eine Menge über Sie aus. Sie können somit erkennen, durch welche Arten der Konditionierungen und Beeinflussungen sich Ihre Persönlichkeit geformt hat und wie sich diese Einflüsse in Ihrem heutigen Leben noch immer auswirken.

Wenn Sie z.B. bereits als kleines Kind von Ihrem Vater oder Ihrer Mutter immer wieder darauf hingewiesen wurden, daß Sie dies oder jenes nicht können und niemals können werden, bleibt dieser Glaube auch in späteren Jahren in Ihnen erhalten. Sie werden dann selbst als erwachsener Mensch Mühe haben, diesen Irrglauben abzulegen. Dieser Glaube an die eigene Unfähigkeit, etwas zu vollbringen, sitzt deshalb so tief, weil er von den wichtigsten Personen Ihres damaligen Lebens immer wieder nachdrücklichst mit Worten und Gesten bestätigt und noch durch Strafen bekräftigt wurde.

Es bedarf viel Kraft und Mut sowie die Bereitschaft zur Einsicht, sich von solch hemmenden Vorstellungen, die einem bereits in der frühesten Kindheit eingeflößt wurden, zu trennen. Sich von solchen Anschauungen zu lösen, gehört jedoch jetzt zu einer Ihrer wichtigsten Aufgaben.

Wenn Sie ihre eigenen geistigen Flügel ausbreiten wollen, können Sie nicht weiter Ihre Krücken mitschleppen.

Sie können nicht weiter an Dingen festhalten, die Sie energetisch nach unten ziehen und Ihren Blick vernebeln. Ihre Augen müssen klar bleiben. Dieser Punkt muß ganz genau untersucht und auch richtig verstanden werden, bevor Sie den Schritt in die eigene Freiheit und Wahrheit tun. Wenn Sie den Schlüssel zu Ihrem inneren Paradies wiederfinden wollen, müssen Sie nackt vor sich hintreten und die Konditionierungen der Vergangenheit Ihrer inneren Wahrheit opfern.

KAPITEL 8

AUCH DIE FREIHEIT HAT IHREN PREIS

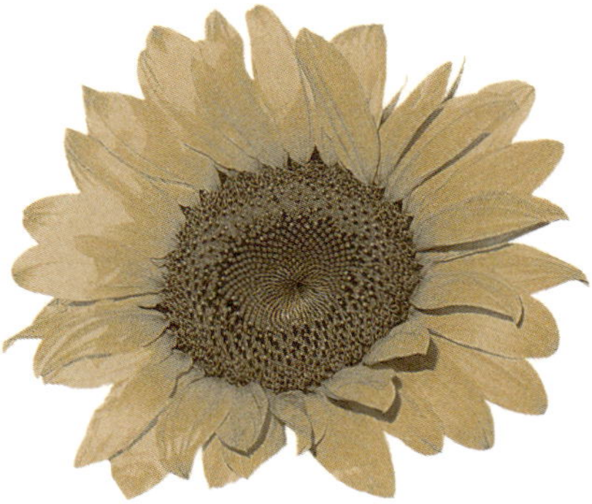

Jawohl, auch die Freiheit, *gerade* die Freiheit, hat ihren Preis. Doch diesen Preis zahlen Sie gern, wenn Sie sehen, daß der Preis der Freiheit Ihr eigener Kerker und die Identifikation mit diesem Kerker ist.

Manche Menschen brauchen diesen inneren Kerker, sie müssen in Ihrer Vergangenheit leben, um überhaupt in dieser Welt zu existieren. Ihre Lebensangst ist so groß, daß sie lieber in ihrem Kerker und in der falschen Sicherheit ihres inneren Gefängnisses ausharren, als die Fenster in die Freiheit zu öffnen. Für solche Menschen bedeutet der Kerker Sicherheit.

Der Preis dieser Art von falscher Sicherheit ist jedoch immer eine Form der Stagnation. Menschen, die sich weigern, in die Gegenwart zu kommen und in der Gegenwart zu leben, werden ein schwereres Los haben als Menschen, die gelernt haben, den Wandel im Leben freudig zu begrüßen. Jeder Mensch muß letztlich für sich selbst sehen, mit was er leben kann und mit was nicht.

Aber da gerade Sie in diesem Moment dieses Buch in der Hand haben und diese Zeilen lesen, ist es sehr wahrscheinlich, daß Sie einen Ausweg aus dem Dilemma suchen und sich ernsthaft fragen, wie dieser Ausweg aussehen könnte. Es gibt einen Ausweg, aber Sie müssen auch bereit sein, den Preis dafür zu zahlen.

Der Preis besteht nicht in mehr falscher Sicherheit und noch mehr Gewohntem. Der Preis ist diese vermeintliche Sicherheit, den inneren Kerker als die wirkliche Unsicherheit zu entlarven und den Schritt in die Freiheit zu tun. Der Weg in die Freiheit führt deshalb auch nicht vom Mehr zum immer Mehr, sondern zum ganz bewußten Weniger. Bei diesem Schritt wird nicht mehr und mehr gehortet und mehr und immer mehr angeschafft, sondern langsam begonnen, ganz bewußt loszulassen.

Der Schritt in die Freiheit beinhaltet deshalb, auch innere Bescheidenheit und größere Einfachheit zu entwickeln und damit zu beginnen, ein bewußtes «Down-Sizing» zu üben.

«Down-Sizing», mit anderen Worten, weniger materielle Güter zu haben und überhaupt weniger zu besitzen, wird in Amerika von vielen Menschen bereits recht erfolgreich praktiziert. Es waren hauptsächlich Leute wie die Baby-Boomer, welche die Notwendigkeit des Downsizing eindeutig erkannt hatten und die sich deshalb fragten, was sie mit ihrem Leben wirklich anfangen wollten.

Viele dieser Menschen begannen ernsthaft darüber nachzudenken, weshalb sie bis zu fünf Stunden täglich im Verkehr stecken mußten, nur um ihre Arbeitstelle rechtzeitig zu erreichen.

Sie fragten sich, was diese Art von Stress, außer Krankheit, auf die Dauer bringen würde und ob es nicht einen anderen Weg gab, sein Leben zu leben. Sie forschten in ihrem Innersten, ob das Gefühl, eine wichtige Person in einem großen Konzern zu sein, wirklich zu ihrem inneren Seelenfrieden beitrug. Viele kamen durch ihre Überlegungen zu der Einsicht und dem Entschluß, daß sie eine innere und äußere Wandlung nötiger hatten, als ein höheres Einkommen. Daß sie sich mehr nach einer neuen Form zu leben sehnten, als nach immer höher wachsenden Schulden, um all den unnötigen Luxus in ihrem Leben zu bezahlen.

Sie begannen zu Tausenden auszusteigen und ein regelrechtes «Imagepeeling» zu praktizieren. Sie stiegen aus den höchstbezahltesten und begehrten Stellen der Corporations Amerikas aus und siedelten in kleine Städte um. Sie zogen von New York in die Weite von New Mexico und von San Francisco in die Rocky Mountains von Colorado. Sie eröffneten kleine Cafés, arbeiteten in einer biologischen Gärtnerei oder begannen daheim, mit der Hilfe ihres Computers, ein neues Leben.

Viele hatten dadurch zwar weniger Einkommen als zuvor, doch dafür gewannen Sie etwas viel Wertvolleres wieder: Die Zeit und auch die Freiheit, das zu tun, *was sie gern tun wollten!*

Und darum geht es auch uns. Es geht jetzt darum, die innere und auch äußere Freiheit zu finden, das zu entdecken und das zu tun, was Sie auch in den nächsten Jahren weiterhin gern tun möchten.

Es geht nicht mehr darum, sich weiter nur für Geld zu versklaven, welches dann aus lauter innerem Frust, immer schneller ausgegeben werden muß, für Dinge, die man im Leben niemals braucht.

Es ist ein Teufelskreis: Sie arbeiten und arbeiten, bis Ihnen Energie und Kraft fehlen, das Erarbeitete zu genießen, und dann werden Sie geizig. Das so schwer Erkämpfte, das unter so vielen Mühen Errungene, darf natürlich nicht leichtmütig geopfert oder gar hergegeben werden.

In diesem Augenblick stecken Sie Ihr Geld in Festanlagen, so daß auch Sie nicht mehr so einfach darauf Zugriff haben und es selbst nicht mehr genießen können. Oder aber Sie schwingen ins absolute Gegenteil und geben es mit vollen Händen für letztlich wertlose Dinge aus und erkaufen sich auf diese Weise einige Stunden Glück und einige Minuten Frohsinn. Doch selbst das klingt nicht sehr verlockend.

Es ist wesentlich spannender, sich selbst neu zu erfahren, das Down-Sizing, ein ganz bewußtes Imagepeeling sowie eine neue Form der Einfachheit im Leben auszuprobieren. Es ist spannender zu sehen, *was* man loslassen kann, als das, was man noch festhalten muß. Es ist anregend und oft überwältigend am eigenen Leib zu erfahren, daß man mit viel weniger glücklich sein kann, als man zuvor geglaubt hat.

Die Baby-Boomer Amerikas hatten dies ganz instinktiv begriffen. Ihr Weg ist nicht mehr der Weg des «Sell-Outs» der fünfziger und teilweise auch noch sechziger Jahre, denn der Funke des New

Age hatte bei vielen Menschen innerlich gezündet. Wer immer Ende der Sechziger auf der Straße stand und für eine humanere Welt plädierte, hatte begriffen, daß der Kapitalismus eines Tages unter seinem eigenen Gewicht zusammenbrechen muß.

Ein Indianerhäuptling hat es Ende des vorletzten Jahrhunderts folgendermaßen formuliert: «Es wird eine Zeit brauchen, bis der Weiße Mann begreift, daß er sein Geld nicht essen kann...»

Natürlich wurden die noblen Gedanken und geistigen Visionen des New Age ab der achziger Jahre ebenso von Geldhaien ergriffen und ausgebeutet wie alles andere auf dieser Erde. Die Flut der heutigen «Esowelle» ist ebenfalls ein Nebenprodukt dieser Ausbeutung. Instant Coffee und Instant Enlightment gehören heute in einen Topf.

Was geschah mit den Idealen der Gleichberechtigung und Freiheit? Die Idee einer spirituellen Freiheit wurde zum Ziel einer kleinen Minderheit. Die Leute, die 1968 in Woodstock mittanzten und noch in aller Ruhe ihren Joint rauchten und LSD schluckten, tanzen und spielen heute an der Börse.

Was macht also ein Mensch, der in dieser Zeit mit gekämpft und mit demonstriert hat, nach dieser Form der Ausbeutung mit seinem Leben? Wo liegen die geistigen Aufgaben von Menschen, deren Ethik und innere Integrität einen gewissen Grad an Bewußtsein erreicht haben und die sich nun um die Erhaltung und vor allem auch um die Gesundung unserer Mutter Erde bemühen möchten?

Je nach Begabung und Talent, vor allem aber Bewußtseinsgrad kann jeder Mensch einen Weg finden, seine Kraft auf heilende Weise und zum Guten aller zu nutzen.

Wahre Religiosität kann heute doch nur eines bedeuten: Sich bewußt zu werden, was die Menschheit im Namen des Fortschritts mit der Erde angerichtet hat und auch weiterhin anrichtet, und einen Weg zu finden, eine Balance herzustellen.

Da die Vermarktung unseres Lebensraumes unaufhaltsam fortschreitet und der Großteil der Menschheit aus lauter Angst leider wieder auf das goldene Kalb setzt, ist es oft schwierig, seinen Lebensunterhalt zu verdienen und sich gleichzeitig diesem negativen Sog zu entziehen. Die Frage, ob es sich noch weiter zu kämpfen lohnt angesichts der maßlosen Gier, muß jeder für sich selbst beantworten. Doch wer sich selbst innerlich treu sein will, wird auch einen Weg finden, das Gute zu stärken und dessen Einfluß in der Welt geltend zu machen.

Wir dürfen alles tun, nur nicht stumm bleiben. Wir müssen auch gegen die Schwarzmaler antreten, selbst wenn sie sich mit berühmten Namen schmücken. Wir dürfen nicht zulassen, daß Menschen durch falsche Prophezeiungen, die nur kranken und selbstsüchtigen Hirnen entspringen, immer tiefer in die Angst getrieben werden.

Innere Freiheit bedeutet, nicht nur für sich selbst einzustehen, sondern sich auch nicht weiter von apokalyptischen Gruselgeschichten, ganz gleich, welcher Zeit, in seinem Denken und Fühlen beeinflussen zu lassen.

Bleiben Sie deshalb ruhig, und lassen Sie sich nicht auf diese Art von Unfug ein.

Es war schon immer populärer, das Grauen zu verkünden, als das Gute und Schöne im Leben und in den Menschen. Es ist wichtig, sich jetzt nicht von diesen negativen Schwingungen, die im Augenblick überall verbreitet werden, beeinflussen zu lassen. Vergeuden Sie nicht Ihre Kraft und Energie, indem sie solch falschen Propheten, die Ihnen weismachen wollen, daß die Welt nun untergeht, folgen.

Die Natur wird sich zwar mit Recht gegen die Dummheit der Menschen wehren, doch die Welt wird dabei nicht untergehen. Das Verderben, welches über die Jahrhunderte und Jahrtausende hin schon so oft angekündigt wurde, wird nicht eintreffen.

Es gab schon immer Katastrophen, es gab schon immer Erdbeben und furchtbare Unwetter auf dieser Erde, und es wird sie auch weiterhin geben. Die Natur trägt keine Schuld. Wir selbst tragen die Verantwortung, wenn wir uns überall und vor allem in sehr gefährlichen Zonen, wie an den Küsten der Kontinente, zu sehr ausbreiten. Die Erde ist heute derart übervölkert, daß es uns, ganz gleich, wo wir sind, immer mehr trifft.

Wenn es keinen Bewußtseinswandel, wenn es kein Erwachen gibt, wird es auch so weitergehen, und wir werden jede Lebensqualität einer unkontrollierbaren Quantität an menschlichen Lebewesen opfern müssen.

Der alte Spruch der Genesis, «Macht Euch die Erde untertan und mehret euch...», gilt heute nicht mehr. Es sind genau diese Worte, an die sich besonders die Katholische Kirche klammert und mit denen sie z.B. ihre Verbote zur bewußten Verhütung aufrechterhält, welche der Menschheit das größte Verderben bringen. Wenn wir nicht bald begreifen, wo *heute*, im neuen Jahrtausend, die Prioritäten liegen, ist uns leider nicht mehr zu helfen.

Alles hat sich verändert. Der Mensch kann heute, wenn er überleben will, nicht mehr nach Regeln und Formeln leben, die zweitausend Jahre oder noch älter sind. Er muß lernen, ein neues Bewußtsein zu erlauben, welches dem Heute dient und nicht dem Gestern.

Nehmen Sie sich deshalb, trotz aller inneren und äußeren Wirren, immer wieder die Freiheit, Ihre Kräfte auf das zu lenken, was Sie wirklich interessiert: Ihre eigene Wandlung zu einem Leben hin, welches jetzt zu Ihnen paßt und welches einen Ausdruck Ihrer inneren Kreativität und Seele widerspiegelt.

Es braucht Kraft und Konzentration und auch den Willen, sich immer wieder ganz bewußt den störenden Einflüssen der Außenwelt zu entziehen. Sie haben jederzeit das Recht, wenn nicht sogar die Pflicht, sich aus dem Irrsinn zurückzuziehen. Es ist jederzeit diese Anstrengung wert. Je wacher und bewußter Sie werden, desto hilfreicher können Sie später sein, desto mehr können Sie, wenn es darauf ankommt, sich selbst und anderen Menschen helfen.

Der Preis der Freiheit ist nicht hoch, wenn Sie bedenken, daß Sie dafür nur die wertlosen Dinge Ihres Lebens opfern müssen. Dinge, die Ihnen schon lange nicht mehr dienen, die längst überholt sind. Situationen, die Ihnen schon lange keine Kraft mehr geben, sondern Ihnen nur noch Ihre Kräfte rauben.

Ist es wirklich Ihre Lebenskraft wert, z.B. für ein Auto zu schuften, welches Sie eigentlich gar nicht brauchen, es aber haben müssen, weil sonst Ihr Nachbar vielleicht auf Sie herabsieht? Müssen Sie wirklich immer mehr und mehr besitzen, nur um sich innerlich anderen Menschen gleichwertig zu fühlen?

Erkennen Sie endlich, wieviel Lebenskraft und Lebenszeit Sie mit solchen unnötigen Exkursionen vergeuden. Sehen Sie, wie Dinge, die Sie sich unter vielen Mühen erschaffen haben, binnen kürzester Zeit in Schutt und Asche fallen.

Wenden Sie sich lieber Ihrem Inneren, wenden Sie sich Ihrer wahren Realität zu. Sie stehen jetzt an der Schwelle zu einem neuen Leben, zu einer vollkommen neuen Erfahrung Ihres Selbst und Ihrer Umwelt. Alles kann und wird sich wandeln, wenn Sie bereit sind, diese Phase des inneren und auch äußeren Übergangs zu unterstützen und innerlich anzunehmen und Ihre Vergangenheit mehr und mehr loszulassen.

Lassen Sie auch im Augenblick ganz davon ab, die Dinge nach Ihrem Willen formen zu wollen. Lassen Sie davon ab, die Wandlungen der Übergangsphase zu bekämpfen oder gar zu unterminieren. Geben Sie sich selbst die Erlaubnis, die Lehre des Unbekannten und der damit aufkommenden inneren Unsicherheit als einen der wichtigsten Teile Ihrer weiteren Entwicklung anzunehmen. Alles entwickelt sich weiter und wandelt sich zur rechten Zeit.

Auch ein Schmetterling kann niemals wieder zu einer Raupe werden und in seine schützende Larve zurückkehren. Sobald er seine Larve verlassen hat, beginnt er ganz von selbst, seine Flügel auszubreiten und in die Freiheit zu fliegen.

Auf dieselbe Weise können auch Sie beginnen, sich langsam von der schützenden Hülle Ihrer Identifikationen zu lösen, die Larve der Konditionierungen zu verlassen und Ihre eigenen Seelenflügel auszubreiten. Alles, was Sie zurücklassen müssen, ist eine Larve, die ihre Arbeit vollendet hat, die wieder zerfällt und zur Erde zurückkehrt.

Solange Sie sich noch in Ihrer Larve befinden, haben Sie keine Vorstellung von wahrer Freiheit in Ihrem Leben. Sie haben keine Ahnung, was Sie jenseits der Larve erwartet. Sie wissen in diesem Moment noch nicht, wie es sich anfühlen wird, die eigenen Flügel auszubreiten und in den freien Himmel zu fliegen.

Mit der Annahme der eigenen Freiheit wächst auch die Verantwortung. Sobald Sie die Larve hinter sich gelassen haben, sind Sie zu einem größeren Maß für sich selbst verantwortlich. Diese Verantwortung ist jedoch keine Belastung. Im Gegenteil. Sie macht Sie bewußter und wacher. Sie weckt Sie auf und läßt Sie die Konsequenzen Ihrer Gedanken und Handlungen schneller erkennen.

Ein wacher Mensch trägt eine größere Verantwortung im Leben als ein Mensch, der noch schläft. Ein Mensch, der sich darüber bewußt ist, was er tut, ist sich auch darüber bewußt, daß er die Konsequenzen für seine Handlungen selbst trägt. Er kann nicht mehr so tun, als wäre er immer nur das arme Opfer seiner Gedanken und der Manipulationen anderer Leute. Er muß und wird für sein Tun geradestehen, da er seine eigene Rolle in diesem Spiel erkannt hat.

In dieser wichtigen Übergangszone müssen Sie aus diesem Grund alle unnötig gewordenen Dinge, Situationen (und Angewohnheiten und leider auch manchmal Menschen) hinter sich lassen. Sie lernen, ganz bewußt mit weniger Belastungen und Irritationen zu leben. (Was manchen Menschen gar nicht so leichtfällt.)

Dadurch erhalten Sie den ersten Geschmack einer neu gewonnenen Freiheit, und Sie lernen gleichzeitig, auch mit dem zu leben, was Ihnen in Zukunft wichtig ist.

Sobald Sie einmal bereit sind, den Sprung in die eigene Freiheit und damit auch in die Verantwortung zu tun, beginnt sich Ihr Leben immer schneller zu wandeln. Die inneren Signale werden deutlicher und die Motivation, etwas zu tun, stärker. Sie fühlen sich getragen von einer neuen Welle der Kraft, die scheinbar alles ganz von selbst in die rechten Wege zu leiten beginnt.

Die innere Ahnung Ihres neuen Weges, der in seinem innersten Kern, immer auch gleichzeitig Ihr spiritueller Weg ist, beginnt sich zu verdeutlichen. Mit der Zeit kommt Rat. Der innere Rat, was Sie weiterhin zu tun haben, und auch die innere Sicherheit und Gewißheit, es zu tun.

KAPITEL 9

DIE KUNST LOSZULASSEN

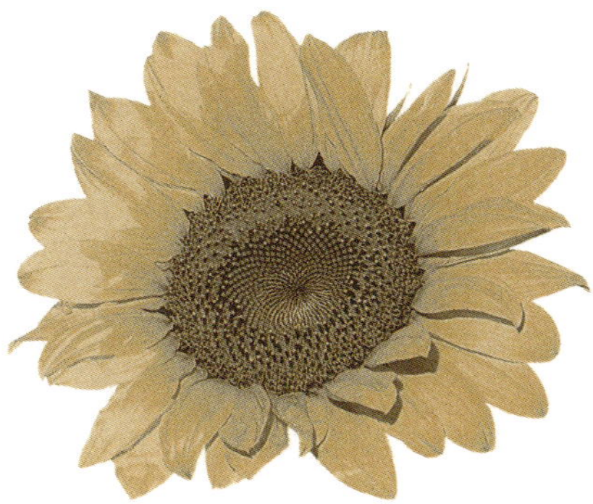

Kein Neuanfang ist einfach. Der innere Stimulus und die innere Motivation, eine Veränderung zu begrüßen und einzuleiten, mögen zwischendurch schwächer werden, Sie mögen auch ab und zu den Fokus verlieren, aber lassen Sie sich bitte davon nicht entmutigen.

Die neue Vision zu manifestieren braucht Zeit. Manchmal braucht es Jahre. Doch dies ist keine verlorene Zeit. Sobald Sie Ihre neue Richtung im Leben gefunden haben und innerlich wissen, wie Sie Ihre Energien einsetzen wollen, spielt Zeit keine so große Rolle mehr. Die Qualität des «Zeitgefühls» verändert sich mit Ihrem Bewußtseinszustand und mit jeder Stimmung.

Es geht jetzt mehr und mehr um den Weg, und nicht mehr nur um das Ziel. Es kommt jetzt darauf an, daß der Weg wirklich Ihr Weg ist. Mit der Zeit werden Sie sich auf diesem Weg tiefer und tiefer entspannen, und dadurch wird eine völlig neue Wahrnehmung Ihres Lebens möglich werden.

Eine sehr wichtige Frage, die ich mir selbst in meiner Übergangsphase immer wieder gestellt habe, war: Was würde ich tun bzw. sicher nicht tun, wenn ich nur noch ein Jahr zu leben hätte?

Was würde ich mit dem Rest meines Lebens wirklich anfangen wollen…?

Wie schnell würden die heutigen Sorgen und die oft etwas bedrückenden Umstände unwichtig werden, wenn ich sicher wüßte, daß ich nur noch ein Jahr zu leben hätte?!

Wie gleichgültig würde alles sein, was ich besitze. Außer auf einer kleinen Insel im Pazifik zu verschwinden und zumindest den Traum des äußeren Paradieses für eine kurze Zeit zu verwirklichen, kamen damals noch einige andere Träume zum Vorschein.

Ganz gleich, wo ich sein oder hingehen würde, ich nehme mich immer mit. Mit all meinen Gedanken, Gefühlen, Hoffnungen und Wünschen. Ich fragte mich, ob ich noch etwas anderes zu verwirklichen hätte, vor meinem Abschied von dieser Welt. Es war mir niemals wichtig gewesen, etwas Monumentales zu hinterlassen. Meine Fußspuren durften im Fluß der Zeit verwehen.

Doch es lag mir seit meiner Kindheit am Herzen, etwas aus meinem Innersten mitzuteilen und die Wahrnehmungen, Erfahrungen und besonders das wachsende Verständnis meiner inneren Welt in Worte zu fassen. Ich wollte durch das, was ich zu sagen hatte, Freude und Hoffnung bringen. Indem ich mich selbst öffnete, wollte ich auch anderen helfen, sich für ihr Leben zu öffnen.

Keiner von uns weiß, wie lange er hier auf dieser Erde verweilen wird. Aber wir tun so, als hätten wir alle Zeit der Welt, und benehmen uns oft dementsprechend verantwortungslos. Aber wenn Sie dieses Experiment mitmachen und die Zeit, die Ihnen noch bleibt, ganz bewußt schrumpfen lassen, erscheinen die Impulse, auf die Sie hören sollten.

Wenn Sie offen bleiben, wenn Sie sich für die Signale ihres Lebens öffnen, erfüllen sich auch Ihre wahren Sehnsüchte. Wenn Sie, wie die Indianer so schön sagen, den «Guten Weg» wählen, erreichen Sie auch Ihr Ziel.

Dieses Ziel ist nichts Festes. Dieses Ziel ist beweglich, es ist in jedem Schritt, den Sie auf dem guten Weg zu sich selbst tun. Es ist in jedem Atemzug, der Ihre Lungen belebt und Sie mit frischen Kräften füllt. Es ist auch in jedem Atemzug, der von selbst Ihrem Körper entströmt und unablässig die verbrauchten Energien mit sich hinausträgt.

Das Ziel, wenn man es überhaupt so nennen kann, ist das Wiedererkennen Ihres eigenen Selbst. Es ist das bewußte Einstimmen auf Ihre Seelenkraft und das Erleben der ewigen Gegenwart. In diesem Augenblick beginnen Sie in der Gegenwart zu leben, Sie beginnen, in der Gegenwart präsent zu sein – und nicht mehr in der Vergangenheit. Sie hören auf, nur nach Ihrer Uhr zu leben.

In jeder großen Übergangsphase betreten wir einen neuen Raum des Erlebens. In diesem neuen Raum beginnen wir, mit einer neuen Zeitqualität zu leben. Wir beginnen damit, uns nicht mehr nur nach den Uhren der Gesellschaft zu richten, sondern auf unsere inneren Uhren zu hören.

Dieser Umstand allein und das damit verbundene innere Verständnis, welches in jedem Menschen einmal erwacht, bedeuten eine große Erlösung. Den lebendigen Geist ein Leben lang auf eine tote Uhr, auf eine fiktive Zeit konzentriert zu halten, ist nicht nur unmenschlich, sondern macht die Menschen auch innerlich krank.

Wenn wir im nächsten Jahrtausend gesunden und glücklicher leben möchten, müssen sich die Uhr-Zeiten verändern. Den Menschen muß wieder das Recht eingeräumt werden, nicht nur nach der Zeit der Gesellschaft, sondern auch nach ihrem eigenen inneren Rhythmus, nach ihrem eigenen inneren Zeitgefühl zu leben. Dann werden auch viele psychosomatischen Krankheiten und viele Symptome der geistigen und körperlichen Erschöpfungserscheinungen, an denen Millionen von Menschen in unserer Gesellschaft leiden, verschwinden.

Ich sprach erst kürzlich mit einem Navajoindianer über das Phänomen und Problem unserer zivilisierten «Zeit».

Die Navajos leben in «Indiantime», in indianischer Zeit. Weder Tag noch Nacht sind bei ihnen in gleichlange Stunden aufgeteilt. Es gibt keine Aufteilung von Zeit wie bei uns. Wenn es hell ist, ist es Tag, und wenn es dunkel ist, ist es Nacht. Für die Indianer existiert der Begriff von «Zeit» nicht. Sie leben, ganz im Gegensatz zu uns, in einer «zeitlosen Existenz». Natürlich leben sie auch in keiner Gesellschaft, in welcher der sogenannte Fortschritt als das höchste Ziel gilt.

Während es für einen Indianer vollkommen in Ordnung ist, einen ganzen Tag oder auch mehrere Tage einfach «nichts» zu tun, ist dies für uns Weiße nicht nur unerträglich, sondern auch mit Schuldgefühlen beladen. Für einen Indianer ist es unvorstellbar, sich freiwillig in eine «Zeitspanne» einspannen zu lassen.

Während für uns Weiße das Leben bereits von Anfang an in Zeit gemessen wird, da wir so sehr an den Gott des Fortschritts glauben und an ihn gebunden sind, bleibt der Indianer frei von dieser enormen und so tiefgreifenden Konditionierung seines Geistes.

Sobald er jedoch in der Welt der Weißen zu arbeiten beginnt, ist die schwerste Umstellung für ihn, sich an die Zeitaufteilungen der weißen Welt zu gewöhnen. Er braucht dann manchmal Tage, um sich von dieser Einengung innerlich wieder zu lösen, um sich wieder auf «Indiantime» umzustellen, wenn er auf die Reservation zurückkehrt, um seine Familie zu besuchen.

Bei Farmington, einer kleinen Stadt nahe der Navajoreservation in Arizona, ist das Räthion-Institut, in dem die neueste Technologie für den Weltraum entwickelt und hergestellt wird. Dort sind, zum Erstaunen vieler, auch Navajoindianer beschäftigt. Die Leitung dieses Projektes hat nicht nur deren Fähigkeit, mit den winzigsten Teilchen zu arbeiten, erkannt, sondern kam ihnen einen weiteren Schritt entgegen, indem sie für die Indianer die «fließende Zeit» einrichteten. Jeder hat sein bestimmtes Pensum, aber er oder sie arbeitet ganz für sich, in seiner Zeit und nicht am Fließband. So kann jeder Navajoindianer seine Arbeit in seiner eigenen Zeit verrichten. Er kann arbeiten, aber auch gehen und kommen, wann er will.

Ich betone die verschiedenen Auffassungen des Phänomens Zeit an dieser Stelle deshalb so deutlich, weil Sie jetzt auf dem Weg sind, den Rest Ihres Lebens, wenn Sie Glück haben, in einer anderen Form der «Zeit» zu verbringen.

Wenn es Ihnen gelingt, nur einen Funken Verständnis und ein klein wenig Gefühl für das Geheimnis von «Indiantime» in Ihr Leben zu bringen, wird sich Ihr ganzes Empfinden und Ihre gesamte Wahrnehmung von «Zeit» verändern.

Sie müssen sich erlauben, den Fortschritt des Uhrengottes nicht mehr so ernst zu nehmen, ihn als die alleinige und einzige Wahrheit anzusehen und sich weiter von ihm antreiben zu lassen. Das heißt nicht, daß Sie Ihre Uhren, besonders wenn es eine Schweizer Uhr ist, sofort fortwerfen müssen. Solange Sie in dieser Gesellschaft leben und arbeiten, müssen Sie sich auch an deren Zeiten halten, sonst verpassen Sie den Zug.

Doch wenn Sie nichts tun müssen, klinken Sie sich bitte, so oft wie möglich, aus der Welt der menschlichen Zeit aus. Es wird Sie nicht nur verjüngen und heilen, es wird Ihnen nicht nur einen wundervollen Vorrat an neuer Kraft geben, sondern Ihnen auch nach einer Weile ein zuvor unbekanntes Gefühl von Freiheit und Entspannung in Ihrem Leben vermitteln.

Mit der Vertiefung des Bewußtseins, daß Sie in Wirklichkeit jenseits aller Zeit leben, erwacht auch die Erinnerung an eine andere Art von Leben. Ein Leben, welches Sie aus Ihrer inneren Mitte leben können, nicht mehr getrieben von Ihrem eigenen Ehrgeiz oder der Machtgier anderer.

Es handelt sich dabei um eine Lebensqualität, die man sich nicht vorstellen kann, wenn man nicht eines Tages die Kraft und den Mut hat, die menschliche Vorstellung von «Zeit» und «Fortschritt» hinter sich zu lassen. Die Veränderungen in Ihrem Leben finden dann ganz von selbst statt.

Die wirkliche «Zeit», der Zustand des Seins, welcher den Bewußtseinswandel auslöst und neue Einsichten bringt, funktioniert anders. Dieser Zustand hat nichts mit einer Uhr zu tun. Es ist eine fließende Energie, die wir im allgemeinen mit

«Ewigkeit» bezeichnen. Ewigkeit, oder besser, Ewig-Zeit, ist der mysteriöse Raum, ist die unvorstellbare Dimension des Seins, aus dem alle neuen Impulse und alles Leben geboren werden.

Um sich in diesen Raum «einzuschalten», bedarf es jedoch einer gewissen geistigen und mentalen Loslösung von der weltlichen Vorstellung von Zeit.

Wenn Sie dies geschafft haben, selbst wenn es zu Anfang immer nur für kurze Augenblicke ist, gewinnen Sie nicht nur einen neuen «Eindruck» von sich selbst und Ihrem weiteren Lebensweg, sondern auch das Wissen, daß Sie auf diesem Weg innere Geborgenheit und Erfüllung finden werden.

Um sich von dem Vergangenen zu lösen, um sich von dem Gefängnis der alten Zeit zu lösen, braucht es Übung. Die Übung besteht darin, daß Sie sich immer wieder vorstellen, daß Sie, zumindest innerlich, in einer zeitlosen Dimension existieren. In dieser Dimension, die in Wirklichkeit der Realität am nächsten kommt, gibt es keinen Zeitzwang. Es gibt keine Zeit. Zeit ist ein lokales Phänomen. Sie dürfen sich in dieser Dimension tief entspannen. Es gibt keinen Druck von außen.

Nur in einem solchen Zustand gelingt es Ihnen, den Druck Ihrer inneren Lasten, die Sie in Form Ihrer eigenen Vergangenheit seit Jahren mit sich herumgeschleppt haben, loszulassen. Sie können aus Ihrer Vergangenheit lernen, aber Sie müssen nicht in Ihrer Vergangenheit gefangen bleiben und Ihre Fehler wiederholen. Sie müssen Ihre Vergangenheit, die nicht mehr existiert, nicht wie toten Ballast mit sich tragen, wenn Sie wirklich etwas Neues beginnen wollen.

Jede Form der Identifikation hält Sie davon ab, die Realität Ihres Lebens zu sehen. Sie hält sie davon ab zu sehen, wer Sie in Wirklichkeit sind und was Sie Neues beginnen wollen. Sie können lernen, sich ganz bewußt und vor allem auch ohne Schuldgefühle von Ihrer Vergangenheit zu befreien und in die Gegenwart zurückzukehren.

Es ist immer sehr interessant zu sehen, was man alles loslassen kann. Deshalb geht die Kunst des Loslassens mit der Kunst, sich frei zu denken, Hand in Hand. Ganz gleich, ob Sie innerlich oder äußerlich etwas loslassen, es bedarf dazu immer der inneren Einsicht, daß Sie ohne viel Ballast besser leben.

Es ist ein gewisser Bewußtseinsgrad notwendig, um etwas wirklich gehen zu lassen und um nicht weiter an Menschen oder an Situationen, die nicht mehr stimmen, festzuhängen.

Die Kunst loszulassen, kann von jedem Menschen erlernt werden. Alles, was man dazu benötigt, ist der Wille und die feste Absicht, sich nicht weiter an das selbsterschaffene Gefängnis zu klammern.

Wenn es Ihnen ernst ist, dann erlauben Sie Ihrem Leben, Sie an diesen Jungbrunnen der Erneuerung zu führen, auch wenn Sie der Weg zunächst durch die Schmerzen der Loslösung führen mag.

Um das Wahre zu erlangen und um zu erfahren, was Sie mit Ihrer verbleibenden Lebenszeit Sinnvolles anfangen sollen, müssen alle Masken fallen.

Menschen verbringen oft ein halbes Leben damit, die innere Wahrheit vor sich selbst zu verstecken, sie zu verschleiern und irgendwelchen unsinnigen Phantomen nachzujagen.

Wenn Ihr Wunsch nach Erneuerung und damit nach einem wahren Neuanfang von Ernsthaftigkeit getragen ist, werden Sie begreifen, worum es geht, und auch diesen Schritt der Wandlung willkommen heißen.

Natürlich ist dies nicht immer ganz so einfach, wie es klingt. Es braucht Ihre tiefe Einsicht, die Einsicht, daß dieser Schritt wirklich sein muß, um zu diesem neuen Verständnis zu gelangen. Es braucht die Stille, eine Form von Meditation, um sich innerlich zu zentrieren und um diese Hürde richtig zu nehmen.

Ohne einen gewissen Grad der Disidentifikation von der eigenen Vergangenheit gibt es keine wirkliche Erneuerung. Wenn die Kraft in den Erinnerungen gebunden bleibt, kann es keinen wahren Neuanfang geben.

Im Falle eines alten Menschen, dem nur noch Erinnerungsbilder an schönere Zeiten geblieben sind, ist es natürlich eine andere Sache. Man kann und darf einem solchen Menschen diese Bilder, diese Phantasien, die ihn glücklich machen, nicht nehmen.

Aber wenn sich ein junger Mensch und vor allem ein Mensch, der sich in Wirklichkeit nach einer neuen Art zu leben sehnt, an die Skelette seiner Vergangenheit klammert, dann ist dies kein guter Ansatz, um etwas Neues in seinem Leben in Bewegung zu bringen.

Die innere Flexibilität zu besitzen, mit den ständigen Veränderungen und Erneuerungen des Lebens zu gehen, ist eine göttliche Gnade. Wer diese Gnade des Himmels in sich findet und keine Angst davor hat, hat bereits den wichtigsten Schritt getan.

Im neuen Jahrhundert werden Flexibilität und die Fähigkeit, das Alte gehen zu lassen und das Neue und Unbekannte anzunehmen, statt zu fürchten, an erster Stelle stehen.

Die Menschen, die sich weiterhin an ihre Vergangenheit klammern, werden keinen leichten Weg vor sich haben. Wer jetzt nicht lernt, sich freizuschaufeln und innerlich wieder lebendig zu werden, hat keine große Chance, eine wirkliche Transformation zu erleben. Und ohne eine innere Transformation ist keine äußere Veränderung der Lebensumstände möglich. Sie ist die Voraussetzung dafür. Ohne das Alte loszulassen, haben Sie keine Hand frei, um das Neue gebührend zu empfangen.

Legen Sie das Buch einen Augenblick beiseite, und machen Sie jetzt bitte eine kleine Übung. Wir wollen sehen, was Festhalten eigentlich heißt:

Nehmen Sie, ganz wie gewohnt, einen Stift zur Hand. Beobachten Sie, was Sie tun. Sie halten ihn zwischen Ihren Fingern fest. Entspannen Sie nun Ihre Finger. Was geschieht? Der Stift fällt Ihnen von selbst aus der Hand.

Dies bedeutet, daß Kraft benötigt wird, um etwas festzuhalten. Aber es bedarf keiner Kraft, um es loszulassen. Es braucht Vertrauen.

Sobald Sie die Finger entspannen, sobald Sie den Stift nicht mehr festhalten, fällt er von selbst zu Boden.

Genauso ist es mit den Dingen der Welt. Solange Sie in Ihrer Vergangenheit mehr präsent und zuhause sind als in Ihrer Gegenwart, besitzt diese Vergangenheit eine größere Realität für Sie als alles, was jetzt in diesem Augenblick geschieht. Solange Sie Ihre Aufmerksamkeit auf etwas fokussiert halten, geben Sie dieser Sache oder Angelegenheit in Form Ihrer eigenen Lebenskraft Energie. Doch sobald Sie sich erlauben, Ihre Aufmerksamkeit bewußt zu entziehen, verliert diese bestimmte Sache oder Situation für Sie an Wichtigkeit. Dies ist ein sehr interessanter und wichtiger Aspekt, an den Sie sich ab jetzt erinnern sollten.

Es bedarf Energie, es braucht Mühe und Kraft, um etwas im Leben festzuhalten. Besonders dann, wenn Sie das, was Sie festhalten, um im Fluß des Lebens zu bleiben, bereits weiterbewegen möchten.

In diesem Sinn ist das gesamte Leben eine große Übung im Loslassen. Zuerst lassen wir die Kindheit los, dann die Teenagerjahre, dann die Jahre des Aufbaus, der Familie, der Liebesbeziehungen, des Erfolges. Zuletzt müssen wir auch noch unseren Körper, der uns brav durch das ganze Leben getragen hat, loslassen. Niemand nimmt von dieser Ebene des Seins etwas mit.

Wir lassen alles zurück. Alles Sichtbare, worum wir ein Leben lang gekämpft und geweint haben, zerfällt. Nichts bleibt. Der Wind der Zeit zerstreut alles und löst alle Manifestationen der Materie wieder auf. Das einzige, was mit uns geht, weil wir es in unserem Innersten sind, ist unser Selbst. Der göttliche Funke, der sich in diesem Leben in unserem Körper manifestiert hat. Dies ist der allerwichtigste Punkt, über den Sie in den nächsten Wochen meditieren und nachdenken sollten.

KAPITEL 10

LEBENSLUST STATT LEBENSFRUST

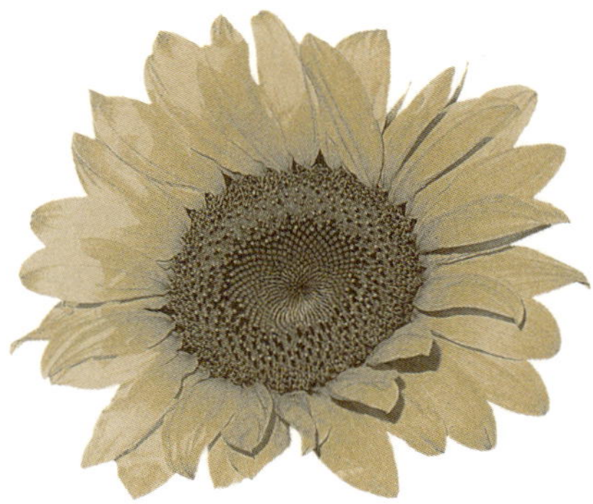

Im Moment, da Sie sich erlauben, Ihrer eigenen Energie und Lebenskraft und damit gleichzeitig Ihrem eigenen Lebensrhythmus zu folgen, kehrt auch die Lebensfreude zu Ihnen zurück.

Statt gewohntem Frust, empfinden Sie wieder neue Lust auf Ihr Leben. Lebenskraft, Lebensfreude und Lebenslust entspringen alle derselben Quelle. Sie entspringen der Lebensquelle, der Kraft in Ihnen, die Sie und alle anderen Wesen am Leben hält. Manche nennen diese Quelle Gott, manche den Großen Geist oder das Große Mysterium.

Wenn Sie das Wunder der Lebensfreude wiederfinden, finden Sie nicht nur sich selbst, sondern auch Ihre Wonne am Leben und am Lebendigsein wieder. Ohne die Kraft der Lebensfreude, ohne die Lust am Leben bleibt Ihr Leben leer, ganz gleich, wieviel Sie besitzen. Dann schleppen Sie sich nur so durch den Tag und sind in Wirklichkeit mehr tot als lebendig. Die Vereinigung mit Ihrer inneren Lebensquelle bringt Ihnen die Freude wieder und auch die Lust, das Leben noch einmal in vollen Zügen zu genießen.

Wenn Sie sich fragen, was Sie mit Ihrem weiteren Leben anfangen sollen, muß die Verbindung mit Ihrer inneren Lebensquelle an erster Stelle stehen.

Solange Sie bestrebt sind, Ihr Leben dem Gutdünken anderer zu unterstellen, und versuchen, es allen anderen recht zu machen, und nicht darauf achten, was in Ihnen selbst vorgeht, verlieren Sie immer mehr an Kraft.

Lebenskraft ist Freude, Lebenskraft ist Energie, Lebenskraft ist Lebenslust. Ohne diese Kraft, ohne diese innere Freude können Sie nichts verändern und nichts vollbringen. Um diese Art der Kraft wiederzufinden, müssen Sie nicht nur innerlich bereit sein, sondern sie auch ganz bewußt anstreben. Sie müssen lernen, sich leer zu machen und sich innerlich zu öffnen, um die Kraft der Freude in ihrer ganzen Fülle zu empfangen und durch sich strömen zu lassen.

Lebensfreude ist die wundervolle Energie, die immer dann aus Ihrem Innersten quillt, wenn Sie das tun, was Ihnen wirklich am Herzen liegt. Wenn Sie das tun, wofür Sie auch innerlich geradestehen können und auf das Sie stolz sind.

Die Höhe Ihres Bankkontos ist kein Maßstab für innere Freude und Lebenslust. Es kommt nicht darauf an, wieviel Sie haben, es kommt darauf an, ob Sie das, was Sie haben, auch wirklich genießen können und Dankbarkeit empfinden. Denn aus der inneren Dankbarkeit entspringt der Quell der Freude mit Leichtigkeit, wie ein tiefer Brunnen aus dem Gestein.

Wahre Lebensfreude entspringt dem inneren Gefühl und der inneren Gewißheit, seine Kraft richtig einzusetzen, ganz gleich, um welche Art der Arbeit es sich handelt!

Lebenslust erwacht, wenn Sie beginnen, die Welt und Ihr Leben als eins zu sehen, und sich darin wieder zu Hause zu fühlen. Die Freude am Leben ist eines der größten Geschenke, die ein Mensch auf seinem Weg erhalten kann.

Sie müssen dafür keinem Ideal nachstreben. Wenn Sie bereit sind, die Phasen der Veränderungen und der Übergänge in Ihrem Leben mit Vertrauen zu meistern, wenn Sie bereit sind, die Höhen wie die Täler zu genießen, gehört Ihnen die Welt.

Wäre es möglich, daß sich Ihre Lebenskraft in neue Kanäle bewegt? Wie sähe Ihr Alltag aus, wenn Sie wieder mehr Freude am Leben hätten? Wie würden Sie sich fühlen, und was würden Sie tun? Denn aus Freude kommt vermehrte Freude, und wenn wir unsere Freude und Lebenslust noch mit anderen

Menschen teilen, vervielfacht sich die Energie, die in Bewegung gesetzt wurde.

In meinen Sitzungen kommen manchmal Menschen zu mir, die wirklich jeden Grund dazu hätten, sich zu freuen, doch sie tun es nicht. Entweder hat ihnen das Leben ihrer Ansicht nach immer noch nicht genug gegeben, oder aber sie haben einfach verlernt, sich zu freuen. Sie können sich nicht freuen und nicht wirklich glücklich sein, weil sie sich selbst zu sehr kritisieren und weil gleichzeitig niemals etwas gut genug für sie ist.

Ich sehe die Falle, in der sie sich befinden, und kann oft nur wenig tun, denn das Verständnis der eigenen Situation muß in jedem Menschen selbst erwachen, sonst nützt es ihm nichts.

Alles, was ich manchmal tun kann, ist, solchen Menschen für eine Weile die Hand zu halten, ihnen zu helfen, sich zu entspannen, und ihnen dadurch den Mut zu geben, sich ihrem Innersten und damit der eigenen Wahrnehmung ihrer Situation zu öffnen. Sie wollen zwar nicht so weiterleben wie bisher, doch sie wollen auch keine Veränderung. Sie machen die Außenwelt für ihre eigene Unfähigkeit und ihren eigenen Unwillen verantwortlich. Sie identifizieren sich mit ihrem Leiden oft derart, daß eine Wandlung unmöglich scheint.

Was Sie mit dem Rest Ihres Leben anfangen werden, wird sich deshalb auch in folgenden Punkten entscheiden:

Entweder Sie halten an den alten Gewohnheiten, Sorgen und Leiden fest und müssen weiter alles kontrollieren, oder aber Sie schwingen sich auf, lassen los und schaffen sich selbst eine neue Welt. Niemand hält Sie zurück. Niemand kann Sie hindern, sobald Sie die Dringlichkeit dieser Veränderung einmal ganz klar in Ihrem Bewußtsein erkannt haben. Bereits der nächste Schritt wird Ihren weiteren Weg beeinflussen. Deshalb müssen Sie sich noch einmal die Zeit nehmen, um herauszufinden, ob es für Sie jetzt in Ordnung wäre, mehr Lebenslust zu empfinden und mehr Spaß in Ihrem Leben zu haben.

Menschen, die das Leben schon von Beginn an verwöhnt hat, haben es am schwersten herauszufinden, was sie wirklich wollen und was sie mit ihrem Leben anfangen möchten. Ein Mensch, der sozusagen bereits mit einem goldenen Löffel im Mund geboren wurde, ist oft ärmer dran als ein anderer, der für alles in seinem Leben arbeiten mußte. Er glaubt oft, daß Leben schulde ihm auf Lebzeiten diesen goldenen Löffel. Wenn er diesen Löffel dann irgendwann aus dem Mund genommen bekommt, bricht die Welt für ihn zusammen. Da seine Lebenslust ganz auf den Löffel konzentriert war, durch diesen hervorgerufen wurde und er sich selbst mit ihm identifiziert hatte, bleibt ihm nichts mehr.

Die Leere, die ein solcher Mensch empfindet, ist oft furchtbar und kann nur mit einer wirklich sinnvollen Tätigkeit, einer Tätigkeit, die für ihn selbst einen Sinn enthält, wieder überwunden werden. Deshalb ist die Selbstmordrate der Jugendlichen aus reichen Häusern so hoch. Das Gefühl der inneren Sinnlosigkeit übersteigt mit der Zeit alles, und nichts mehr erscheint lebenswert, da scheinbar alles käuflich und daher unwichtig ist.

Ein Mensch, der für seinen Lebensunterhalt arbeiten muß, hat zumindest die Chance, die Kraft seiner eigenen Kreativität zu testen und zu leben. Er kann sich nicht seinen vermeintlichen Leiden und eingebildeten Beschwerden hingeben.

Meiner Erfahrung nach haben Menschen, die sich nicht auf ihren Lorbeeren ausruhen können, immer wieder die Chance, etwas Neues zu entwickeln, da sie wach und aktiv bleiben müssen. Selbst wenn sie davon träumen, eines Tages nichts mehr tun zu müssen, hält sie doch ihr Alltag immer wieder auf Trab und damit auch lebendig.

Und selbst wenn sich zu einem späteren Zeitpunkt der erhoffte finanzielle Erfolg einstellt und sie eigentlich nicht mehr so viel arbeiten müßten, bleiben diese Menschen aktiv. Zum einen, weil sie ohne diese Aktivitäten nicht mehr auskommen, und zum anderen, weil es ihnen Spaß macht zu arbeiten.

Ein Mensch, der nichts tun muß, stirbt mit der Zeit innerlich ab. Er verliert jede Motivation und jede Inspiration, etwas Positives mit seinem Leben anzufangen. Lebensfreude ist für ihn ein fremdes Wort, und Lebenslust existiert für ihn nicht.

Beschweren Sie sich deshalb nicht, wenn Sie immer noch etwas arbeiten müssen. Vielleicht entpuppt sich gerade dieser Umstand als das größte Geschenk Ihres Lebens. Vielleicht entspringt gerade dieser neuen Arbeit, die jetzt auf Sie zukommen mag, das größte Glück, und vielleicht liegt gerade dort der Same für Ihre Zukunft.

Die Fähigkeit, das Beste aus jeder Situation zu machen, ist ebenfalls ein Geschenk, welches ein Mensch auf seinen Lebensweg mitbekommt. Jede Situation im Leben als eine Chance zu sehen, sich selbst besser kennenzulernen und das innere Verständnis dadurch wachsen zu lassen, ist immer eine große Gnade. Das Auge und den Geist zu besitzen, auch aus schwierigen Lebenslagen eine positive Essenz zu gewinnen, zeugt von Intelligenz. Es gibt immer einen Weg, die Situation, in der man sich gerade befindet, positiv zu nutzen und aus ihr zu lernen.

Sie besitzen die Werkzeuge. Dazu gehören Flexibilität und Kreativität sowie der Wille, die Dinge auch von einer anderen Seite zu betrachten. Das Beste aus einer Sache zu machen und damit auch mehr Lebenslust zu empfinden heißt nicht, daß Sie immer nur auf sich selbst bedacht sein und nur Ihren eigenen Vorteil sehen sollen.

Es bedeutet auch, die Positionen anderer nicht zu mißachten und ein positives Resultat für alle Beteiligten anzustreben. Es bedeutet auch, sich manchmal ganz bewußt aus dem Spiel zurückzuziehen und seiner inneren Integrität treu zu bleiben, besonders dann, wenn die Beteiligten zu keiner harmonischen Lösung bereit sind. Auch hierin kann eine tiefe Lehre für Sie liegen.

Die Kraft der Lebenslust kann nur dann wieder voll in Ihnen aufsteigen, wenn Sie bereit sind, die Dinge nicht weiter zu kontrollieren. Jede Art der Kontrolle Ihrer Lebenskraft senkt Ihre Lebenslust.

An manchen Tagen wachen Sie morgens auf, und alles scheint in Ordnung. Die Welt funkelt nur so von Licht und unendlichen Möglichkeiten, glücklich zu sein. An anderen Tagen ist genau das Gegenteil der Fall. Sie fühlen sich müde und eingeengt, unfähig, selbst das Kleinste zu genießen.

Dies sind wundervolle Gelegenheiten, zu sehen, daß es nicht die Äußerlichkeiten sind, die Sie an einem Morgen froh stimmen und am nächsten Morgen nicht, sondern Ihr innerer Zustand. Alles ist miteinander verwoben. Wenn Sie schlecht geträumt haben, weil vielleicht Ihr Magen am Abend zuvor zu voll war, beeinträchtigen diese Träume, wenn Sie nicht aufpassen, den ganzen folgenden Tag. Dann sind Sie nur mit Ihrer schlechten Laune identifiziert.

Doch auch aus einer solchen Situation kann man das Beste machen. Beobachten Sie, wie Sie jetzt agieren und denken. Beobachten Sie, wie diese schlechte Laune Kreise zieht und andere Menschen mit einbezieht und zu beeinflussen beginnt. Sehen Sie selbst, wie die Kreise dieser negativen Energie sich weiter und weiter in Ihrem Umfeld ausdehnen. Dies ist ein guter Augenblick, um aus einem solchen Alptraum aufzuwachen.

Jeder Mensch hat seine eigene Art, das Beste aus seiner jeweiligen Situation zu machen. Jeder Mensch hat die Freiheit, seine Lebenskraft freier fließen zu lassen und damit seine Lebensfreude wieder mehr zu spüren. Es ist die Kraft dieser Freude, welche die Menschen als inneres Glücksgefühl empfinden. Glücklich sein bedeutet, mit sich selbst innerlich froh zu sein, innere Harmonie zu empfinden und das Gefühl zu haben, daß die Welt, trotz allem Chaos, noch immer in Ordnung ist.

Wenn Sie sich tapfer durch die letzten Kapitel gearbeitet haben und für sich selbst erkannt und gesehen haben, welchen Unterschied es macht, weniger mit den sich ständig wandelnden Umständen des Alltags identifiziert zu sein, dann wird sich Ihnen jetzt auch die Quelle Ihrer Lebensfreude und Lebenslust wieder leichter offenbaren und öffnen.

KAPITEL 11

DIE VISION

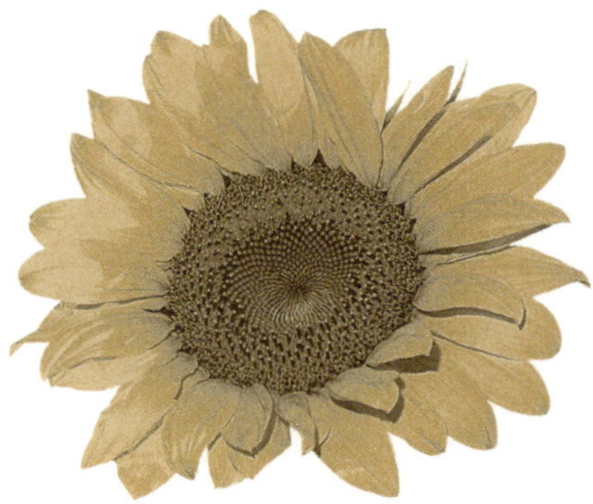

Erinnern Sie sich in der nächsten Zeit immer an folgendes: Ihre Möglichkeiten im Leben werden nur von Ihren eigenen Vorstellungen limitiert.

Sobald Ihnen die Vision Ihrer Zukunft auf einer geistigen und damit auch spirituellen Ebene klar wird, haben Sie auch die richtige innere Motivation, diese Vision zu manifestieren. Respektieren Sie Ihr inneres Wesen. Sie erreichen jetzt alles, auch ohne zu drängen, ohne Kampf und ohne Arroganz. Sie müssen in dieser Phase Ihres Lebens um nichts mehr kämpfen.

Wenn Sie genügend Vertrauen in Ihre innere Vision haben und intelligent handeln, sind die Zeiten des Kampfes für Sie jetzt vorüber. Sie müssen um die Manifestation Ihrer inneren Vision nicht kämpfen. Wege und Mittel, Ihre Vision Wirklichkeit werden zu lassen, offenbaren sich jetzt ganz von selbst. Alles, was Sie brauchen, ist das Vertrauen und den Willen, das, was in Ihnen am stärksten nach Ausdruck verlangt, auch nach außen kommen zu lassen.

Schließen Sie die Augen, und vertiefen Sie sich für einen Moment in folgendes Bild: Ein Unwetter über einem See löst sich auf und zieht ab...

Die Wellen beruhigen sich... und der Himmel klärt sich... Sie können wieder, ohne Mühe und ohne jede Anstrengung, den Grund des Sees erkennen.

Genauso verhält es sich mit Ihrer inneren Landschaft. Solange Sie von zu vielen widersprüchlichen Gedanken und Gefühlen bevölkert bzw. übervölkert wird, können Sie nichts klar erkennen.

Vor dem stillen Hintergrund, dem Zentrum Ihres Wesens, wimmelt es nur so von widerstrebenden Energien.

Lassen Sie aber Ruhe einkehren, dann setzen und beruhigen sich diese Energien auch wieder, und Sie haben die Möglichkeit, das zu erkennen, was sich wirklich hinter all diesen Unruhen verbirgt: Ihre innere Vision und Aufgabe in diesem Leben.

Manchmal braucht es Jahre, um sich dieser ursprünglichen Vision wieder bewußt zu werden und sich an sie zu erinnern. Oft muß ein Mensch ein halbes Leben lang an anderen Dingen arbeiten und vieles aus dem Weg räumen, bevor sich seine innere Vision wieder zu zeigen beginnt.

Doch sobald Sie Ihre ererbten Vorstellungen von dem, «was sein sollte», erfolgreich aus dem Weg geräumt haben, haben Sie auch die Chance, Ihre eigene Vision wiederzuentdecken.

Sie sind jetzt an einem Punkt in Ihrem Leben angelangt, an dem sich diese Vision enthüllen kann, und es gibt unzählige Möglichkeiten, Ihr inneres Potential zu leben. Wie bereits angedeutet, werden Ihre Chancen im Leben wirklich nur von Ihren eigenen Ideen, was Sie zu können und nicht zu können glauben, limitiert. Ihre eigenen Gedanken formen Ihr Leben.

Aber Sie müssen sich auch zu nichts zwingen. Sie müssen nicht schon von Anfang wissen, was alles geschieht und was alles möglich sein kann. Sie sollen innerlich offen bleiben. Gerade für das Unmögliche in Ihrem Leben, denn gerade das Unmögliche ist oft am wahrscheinlichsten.

Mit etwas Geduld Ihrerseits, wird sich Ihnen jetzt vieles zeigen. Die verschiedenen Wege und Möglichkeiten werden sich Ihnen ganz von selbst im rechten Moment enthüllen, und es wird Ihnen so manches klar werden, was jetzt vielleicht noch im Dunklen liegt.

Das Wichtige ist, Ihren Fokus auf Ihrer Vision zu halten und sich nicht davon ablenken zu lassen. Diese Vision Ihres neuen Lebens muß Ihnen wirklich am Herzen liegen, sie muß Ihnen zum Wichtigsten in Ihrem Leben werden. Sie müssen einsehen, daß Sie, ohne Ihre wahre Vision in Ihrem Leben zu verwirklichen, immer weiter im Kreise laufen und keine innere Zufriedenheit und Ruhe finden können.

Achten Sie deshalb jetzt ganz besonders auch auf Ihre Träume. Ein Traum kann so manches auf seine Weise deutlich machen. Es kann ein wichtiger Hinweis auf das sein, was aus Ihrem Inneren aufsteigen und sich Ihnen auf seine Weise zeigen will. Interpretieren Sie Ihre Träume selbst. Auch wenn Sie es sich zu Anfang vielleicht nicht zutrauen. Schreiben Sie einfach auf, was Ihnen zu jedem Traum einfällt. Ohne den Inhalt zu korrigieren. Oder malen Sie Ihren Traum. Vertiefen Sie sich in das Gefühl der Farben. Wählen Sie die Farben, welche die Emotionen und Gefühle Ihres Traumes am besten widerspiegeln. Die Bilder müssen weder perfekt noch vollkommen gemalt sein.

Kein anderer Mensch kann wirklich wissen, was Ihre Träume für Sie bedeuten. Es gibt zwar kleine Hilfestellungen von außen, doch verlassen Sie sich am besten auf sich selbst und die intuitiven Bilder und Eingebungen, die aus Ihnen selbst kommen. Lassen Sie diese Bilder aus Ihrem Innersten aufsteigen, und sehen Sie genau hin. Erkennen Sie, daß Ihre wahren Inspirationen immer aus Ihrem eigenen Inneren kommen.

Mit dem Wiedererkennen Ihrer eigenen Vision, mit der inneren Wahrnehmung und der deutlichen Erinnerung an Ihre Mission gebären Sie sich gleichzeitig auch selbst wieder.

Finden Sie heraus, was Sie innerlich wirklich nährt und was Sie auf einer seelischen Ebene wahrhaft befriedigt, und Sie werden ein neuer Mensch.

Wenn Sie sich zu Beginn gefragt haben, was Sie mit dem Rest Ihres Lebens machen, so erfahren Sie jetzt, was alles möglich ist. Die innere Vision jedes Menschen ist verschieden, aber ihre Kraft und Bedeutung sind ähnlich.

Die Inspiration Ihrer Vision dient von nun an Ihrer Seele, Ihrem inneren Wesen, und nicht mehr nur der äußeren Welt.

Die geistige Entwicklung jedes Menschen geht zu diesem Zeitpunkt, wenn alles richtig gelaufen ist, nach innen, zu seinem Selbst, zurück.

Zu Anbeginn des Lebens strebt jeder Mensch nach außen in die Welt. Er manifestiert alles, was sein Ego begehrt. Doch nun ist es an der Zeit, den Rückweg anzutreten. Die innere Vision dient deshalb auch nicht mehr dazu, das Ego weiter zu füttern. Diese Vision dient immer etwas Höherem in unserem Leben. Sie dient Ihrer Seelenkraft, die nun Ihre Lebensbühne betritt.

Was Sie den Rest Ihres Leben tun, steht eigentlich an zweiter Stelle. Denn in diesem Fall ist es wirklich nicht mehr wichtig, *was* Sie tun, sondern mit welcher Absicht und welcher inneren Kraft Sie es tun. Was Sie tun, kann sich in vielen unterschiedlichen Rollen und Schauspielen zeigen. Doch wie Sie es tun und mit welcher inneren Motivation, wird ab jetzt die entscheidende Grundnote sein.

Es ist Ihr inneres Mitgefühl, es ist Ihr Bewußtsein, durch welches sich die Qualität Ihrer Handlungen in Zukunft von Ihrer Vergangenheit unterscheiden wird.

Die innere Vision muß sich nicht immer in einer ganz bestimmten Tätigkeit oder Aufgabe manifestieren. Oft manifestiert sie sich auf eine ganz subtile, aber sehr kraftvolle Weise in einer neuen Geisteshaltung und in einer neuen Daseinsart.

Sie mögen an diesem Punkt Ihres Lebens gar keine oder eine sehr einfache Tätigkeit in der äußeren Welt wählen. Eine Tätigkeit, die Ihnen Raum und Zeit für Sie selbst gibt. Eine Tätigkeit, in der Sie, wenn Sie es wünschen, mit vielen Menschen in Kontakt kommen. Oder Sie mögen sich in die Einsamkeit zurückziehen und von dort aus die Kräfte der inneren Stille auf Ihre Umwelt wirken lassen. Sie mögen mit Kindern arbeiten oder alte Menschen in Krankenhäusern betreuen. Sie mögen Ihre Firma erweitern oder Nachtwächter werden.

Ganz gleich, was Sie tun, es wird die feine geistige Schwingung und seelische Qualität Ihrer Lebenskraft sein, die alles, was Sie tun, durchströmt und Sie innerlich zufrieden und glücklich sein läßt.

Es kann eine Weile dauern, bevor Sie sehen, daß es nicht die großen, heldenhaften Taten sind, welche Ihre Welt verändern, sondern die kleinen, alltäglichen Dinge, mit denen Sie alle Tage in Berührung kommen.

Es ist das kleine, zufriedene Lächeln einer alten Dame auf einer Parkbank, welches Ihnen das Wunder des inneren Friedens offenbart. Es sind die leuchtenden Sonnenstrahlen, die auf den Wellen des Sees tanzen und sich in den lachenden Augen der Kinder widerspiegeln, welche das Mysterium des Lebens in sich tragen. Es sind die kleinen, die geheimnisvollen, fast unscheinbaren Kräfte des Lebens, welche Ihr Seele in Wirklichkeit nähren. Es sind die harmonischen Schwingungen im Leben, welche Ihnen Kraft und Freude geben.

Sie selbst werden zu einem Dynamo der Kraft, sobald Sie sich erlauben, Ihrer inneren Vision in ein neues Dasein zu folgen. Ihr eigenes Leben wird zu einem Spiegel Ihrer inneren Erkenntnis und Ihres tieferen Wissens werden. Das neue geistige Verständnis, welches diese inneren Umstellungen begleitet, erlaubt Ihnen von nun an, auch eine erweiterte Wahrnehmung Ihrer inneren und äußeren Welt.

Es ist schwierig, diesen subtilen Prozeß der spirituellen Wandlung überhaupt in Worte zu fassen. Wir sprechen über den seelischen Bereich einer inneren Transformation, die jenseits jeder Formulierungen existiert.

Sie müssen für sich selbst sehen, welche neuen Kräfte der Wahrnehmung und des inneren Verständnisses diese Veränderungen, die Sie in den letzten Wochen und Monaten erlebt haben, in Ihnen auslösen.

Eines ist jedoch sicher: Sie werden von sich selbst überrascht sein. Die geistige und seelische Freiheit, nach der Sie sich vielleicht bereits seit Jahren gesehnt haben, kann für Sie jetzt Wirklichkeit werden. Sie ist in Reichweite, wenn Sie bereit sind, Ihren Ballast hinter sich zu lassen und sich offen Ihrer Gegenwart und Zukunft zuzuwenden.

Ihre innere Vision wartet darauf, wieder von Ihnen entdeckt zu werden. Sie wartet auf einen geistigen Frühling. Sie wartet auf eine geistige Erneuerung und Manifestierung in der Welt.

Es gibt eine alte Geschichte von einem Mann, der vor Gott hintrat, um Rechenschaft über sein Leben abzugeben. Gott fragte ihn, auf welche Art er sein Leben verbracht hatte. Der Mann erzählte von vielen Dingen, die er von anderen gelernt oder nachgeahmt hatte. Er erzählte von diesen und jenen Träumen, von diesen und jenen großartigen Plänen und Ideen, und der Raum füllte sich langsam mit einer dichten Wolke von Gedanken und unerfüllten Wünschen.

Gott fragte ihn schließlich, ob er denn seine eigene Mission gefunden und auch gelebt hätte. Der Mann schwieg, und Tränen traten in seine Augen. Er hatte sich selbst im Rummel der Welt völlig vergessen. Sein eigenes Selbst, seine eigene Vision waren unerfüllt geblieben.

Gott schickte ihn daraufhin noch einmal zurück auf die Erde, um seine eigene Mission und Vision zu finden und auch zu leben.

Haben Sie den Mut, Ihre Vision zu leben. Haben Sie den Mut, Sie selbst zu sein. Lassen Sie jetzt alles los, was nicht wirklich zu Ihnen gehört, und erlauben Sie sich einen wahren Neuanfang. Erlauben Sie Ihrer inneren Vision, Ihr Leben zu transformieren.

KAPITEL 12

DIE KRAFT DES INNEREN FRIEDENS ODER WAS MACHT MEIN LEBEN MIT MIR?

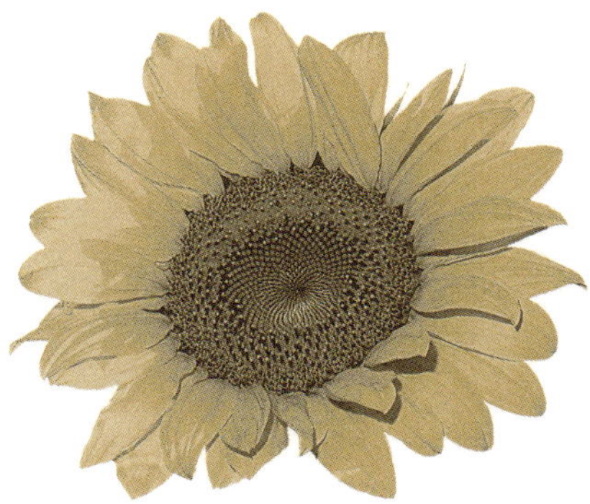

Sie können in Ihrem Leben verschiedene Wege der Veränderung einschlagen. Es wird ganz auf Ihre Persönlichkeit und Ihre innere Entwicklung ankommen, welcher Weg für Sie der richtige ist. Manchmal überkreuzen sich die Wege oder werden zu einem Weg.

Beim einen ergreifen Sie selbst die Initiative und verändern etwas mit Ihrer Willenskraft. Beim anderen nehmen Sie zuerst alle Impulse, die Ihnen Ihr Innerstes gibt, auf und treten erst dann ganz bewußt in Aktion. Bei diesem Weg machen Sie sich innerlich auf eine Wandlung bereit. So wie ein Fallschirmspringer, der sich in aller Ruhe auf den Moment des Absprungs vorbereitet.

Der erste Weg, der Weg der Tat, eignet sich am besten für sehr aktive und energiegeladene Menschen. Für Menschen, die das Gefühl haben müssen, «ihr Leben selbst in der Hand zu haben». Es ist für solche Menschentypen leichter, etwas zu tun, selbst etwas in ihrem Leben zu bewegen, als abzuwarten. Sie müssen glauben können, daß sie die Entwicklungen der Dinge unter Kontrolle haben. Die Sucht nach Kontrolle mag bei einem erwachenden Bewußtsein langsam abflauen. In diesem Fall wird es für diese Menschen möglich, den zweiten Weg einzuschlagen.

Der zweite Weg liegt eher «passiveren» Menschen. Jenen Menschen, die ein wachsendes Vertrauen in ihr Dasein besitzen und nicht unbedingt sofort in Aktion treten oder eine Wahl treffen müssen. Sie sind innerlich nicht beunruhigt, wenn sie nicht immer wissen, wie es weitergeht. Sie haben gelernt, abzuwarten und die Zeichen, die ihnen das Leben gibt, zu beachten und ihnen im rechten Augenblick zu folgen.

Der zweite Weg ist deshalb auch nicht der einfachste Weg. Er ist der Weg des Vertrauens in das Leben und der damit verbundenen bewußten Aufgabe jeder Art von Kontrolle und eingebildeter Macht. Auf diesem Weg gibt es keine Kontrolle und keine Form der Manipulation. Das Leben selbst führt diese Menschen an Ihren neuen Platz. Es offenbart Ihnen auf seine Weise Ihre Mission im Leben.

Wer das Vertrauen für diesen Weg nicht in sich findet, weil er glaubt, daß ohne sein direktes Eingreifen alles schief läuft, muß den Weg der Aktion und der Tat gehen. Ein Mensch der Tat muß etwas tun, er muß sehr aktiv werden, um die nötigen Veränderungen herbeizuführen. Er kann nicht abwarten, denn er muß seinen Willen und seine Kraft einsetzen, um seine Visionen zu verwirklichen.

Es liegt keinerlei Bewertung der Wege vor, die ein Mensch in seinem Leben einschlagen wird. Es gibt in diesem Sinne auch keinen «richtigen» Weg. Jeder Mensch tut, meiner Meinung nach, was er kann und wozu er im gegebenen Augenblick fähig ist und auch wozu ihn seine Veranlagung und Persönlichkeit drängt.

Ein Mensch des Vertrauens hat abwarten gelernt. Nicht das Aufschieben, sondern das Abwarten. Kein lethargisches Abwarten, sondern ein Abwarten voller Kraft und Lebenslust. Sein Leben hat ihn Geduld gelehrt.

Seine wichtigste Aufgabe ist deshalb nicht, etwas zu tun, sondern zunächst nichts zu tun. Er muß aufhorchen und spüren, was sein Leben ihm einflüstert, was seine innere Stimme ihm sagen will. Erst dann macht er einen Schritt, oder besser gesagt, das Leben selbst tut diesen Schritt für ihn. Er kann diesen Schritt unterstützen, indem er sich selbst kein Bein stellt und seiner Zukunft nicht im Weg steht.

Wenn Sie diesen Weg wählen, müssen Sie sich auf so manche Überraschung bereitmachen. Sobald Sie damit beginnen, Ihrem Leben mehr und mehr zu vertrauen, öffnen sich magische

Türen. Sie beginnen zu sehen. Sie beginnen zu erkennen, warum eine bestimmte Sache nicht funktionieren sollte und konnte, warum eine bestimmte Situation nicht die richtige für Sie war. (Wahrscheinlich wartet irgendwo eine weitaus bessere Situation auf Sie.)

Sie benötigen für diesen Weg auch keine Gewalt, weil Sie nichts durchzusetzen haben. Es gibt kein bestimmtes Ziel, welches Sie ansteuern oder erreichen müssen. Sie gehen vertrauensvoll mit dem Fluß Ihrer Lebenskraft und somit auch mit dem, was Ihnen Freude und Lebendigkeit bringt. Selbst wenn es manchmal so scheint, als würde die Manifestation Ihrer Vision in weite Ferne rücken, lassen Sie sich von solchen scheinbaren «Umwegen» nicht entmutigen. Das Leben nimmt oft die seltsamsten Pfade, um Sie dann letztlich doch genau an die richtige Stelle zu führen.

Um diese innere Weitsicht und die dazugehörige Geduld zu entwickeln, bedarf es des inneren Vertrauens und der Zuversicht, daß alles zum Besten steht. Und obwohl dies vielleicht nicht immer sofort sichtbar ist, sollten Sie trotzdem vertrauensvoll Ihrem Weg folgen. Das Leben arbeitet nicht nur auf eine mysteriöse, sondern auch auf eine sehr wunderbare Weise. Man kann nicht immer sofort erkennen, wie man aus dem Labyrinth herauskommt. Doch je mehr Sie auf Ihre innere Stimme hören und den Zeichen, die Ihnen das Leben schickt, folgen, desto schneller finden Sie den Ausgang und gleichzeitig den Zugang zu einer neuen Form der Existenz.

Als ich vor langer Zeit, nach vielen Jahren eines abgeschiedenen Lebens, aus Indien zurückkam, stand ich buchstäblich vor dem Nichts. Alles, was ich besaß, war meine Kamera, und die mußte ich für mein Ticket nach Europa eintauschen.

Im Flugzeug nach Amsterdam machte ich mir eine Liste von all den Dingen, die ich früher einmal gern getan hatte. Darunter waren die Schauspielerei, das Schreiben, Malen und Schnitzen. Wie durch ein Wunder landete ich einige Monate später in einem Hotel in Südfrankreich. Es gehörte Freunden, die ich in Indien kennengelernt hatte. Sie überließen mir ein wundervolles Zimmer mit Blick auf die Côte d'Azur, in dem ich einige Monate leben konnte.

Unter mir wohnte der damals bereits sehr bekannte deutsche Musiker, Deuter. Er komponierte gerade seine erste goldene Schallplatte. Jeden Abend, vor dem Zu-Bett-Gehen, lauschte ich seiner Flöte und verfiel oft in einen recht meditativen, fast übersinnlichen Zustand, in dem mein Leben wie ein Film vor mir ablief.

Ich hatte alles aufgegeben, um meinem Herzen nach Indien zu folgen. Ich besaß, zumindest auf der materiellen Ebene, fast nichts mehr. Doch innerlich fühlte ich mich reicher denn je. Ich wartete auf ein Zeichen.

Alles, was ich bei mir hatte, war mein Stapel von Tagebüchern, in die ich all meine Erlebnisse der letzten Jahre eingetragen hatte. Ich spielte mit dem Gedanken, ein Buch über diese Jahre der Wandlung und der Transformation in meinem Leben zu schreiben.

Einige Tage später fand ich eine Schreibmaschine auf meinem Tisch vor. Nun wurde mir meine Arbeit klar. Es blieb mir im Grunde gar nichts anderes übrig, als mich hinzusetzen und zu schreiben. Zu dieser Zeit in Südfrankreich entstand mein erstes Buch. Es hieß «Wenn das Herz frei wird…» Ich reduzierte es von 600 auf knapp 300 Seiten und tippte es zweimal mit zwei Fingern ab.

Einige Monate später landete ich mit meinem Manuskript unter dem Arm in München. Es traf sich gut, denn das Hilton Hotel hatte genau zu dieser Zeit einige Skulpturen von mir ausgestellt. Mandalas aus Olivenwurzel, die ich bereits vor Jahren mit meinem Mann in Sizilien angefertigt hatte. Bei der Vernissage, mit Holde Heuer, gab es eine Talkshow.

Ich sprach mit ihr über mein Leben und erwähnte dabei auch mein Buch. Im Publikum saß an diesem Abend die Frau eines berühmten deutschen Verlegers. Sie wollte mein Buch sofort sehen. Nachts um 12 Uhr rief sie mich an. Sie hatte es nicht aus der Hand legen können und wollte es ihrem Mann gleich am nächsten Morgen zeigen.

Obwohl alle Lektoren des Verlages gegen die Veröffentlichung dieses Buches waren, da es ein «Insiderbuch» war und eine ungewohnt offene Art des Schreibens vorstellte und damit «unkorrigierbar» war, stand der Verleger dazu und brachte es 1982 als Hardcover-Ausgabe heraus.

Dies war der Anfang meiner Arbeit als Schriftstellerin. Ich danke noch heute diesem Verleger für seinen Mut, mein Buch veröffentlicht zu haben.

Wenn ich heute zurückblicke, verwundert mich immer noch mein Vertrauen, meiner inneren Stimme zu folgen. Es war kein einfacher Weg. Ich mußte viele Dinge tun und lernen, die nicht immer leicht waren. Doch ich bin froh, daß ich diesen Weg eingeschlagen habe. Er hat mir nicht nur ein gewisses Maß an persönlicher Freiheit gegeben, sondern auch die wundervolle Gelegenheit, meine Kreativität und meine innere Vision zu leben.

Hätte ich damals mehr besessen, hätte ich nicht etwas wirklich Kreatives tun müssen, um meine äußere Lage zu verändern, wäre dieses erste Buch vielleicht nie entstanden. Ich hätte vielleicht nie herausgefunden, wie sehr ich die Einsamkeit beim Schreiben schätzte, und ich hätte vielleicht nie die innere Erfüllung erlebt, anderen Menschen etwas für mich Wichtiges mitzuteilen und sie einzubeziehen.

Das Leben führt uns, ob wir es glauben oder nicht, auf all unseren Wegen weiter. Ganz gleich, ob wir den aktiveren oder passiveren Weg wählen. Es führt uns, es leitet uns und zeigt uns unsere wahre Mission, es zeigt uns unsere neuen Aufgaben.

Alles, was wir brauchen, sind offene Augen und Ohren, um die Botschaften zu sehen und zu hören. Alles, was wir tun können, ist aufzumerken und uns bereitzumachen und nicht blind an den Chancen, die uns das Leben immer bietet, vorbeizulaufen.

Es ist immer eine Gefahr, wenn wir uns einbilden, es besser zu wissen. Dann laufen wir stur an den Situationen und Möglichkeiten, die uns vielleicht sogar innerlich erfüllt hätten, vorbei. Nur weil sie nicht ganz unseren Vorstellungen entsprachen oder unserem Ego nicht attraktiv oder erstrebenswert genug erschienen.

Doch manchmal ist es für Menschen schwieriger im Leben, den rechten Zeitpunkt abzuwarten, als etwas zu unternehmen, was die Dinge dann meist noch mehr verwirrt. Dann ist man wenigstens mit den Aufräumarbeiten beschäftigt und lebt in der Illusion, etwas würde passieren und die Dinge würden sich tatsächlich weiterentwickeln.

Die Idee, daß man etwas im Leben verpassen könnte, wenn man nichts unternimmt, muß beleuchtet und untersucht werden.

Eines muß jedoch jedem Menschen in einer solchen Lage klar sein: Aus Chaos entsteht notgedrungen nur noch mehr Chaos. Chaos an sich ist nichts Schlechtes. Chaos ist reine Energie, ist reine Kraft, aus der im rechten Moment etwas vollkommen Neues entsteht.

Wenn Sie nicht abwarten können, bis sich die Dinge oder Situationen klären, schaffen Sie mit Ihrer Einmischung nur noch mehr Verwirrungen. Erwachsen werden heißt, Geduld zu entwickeln, Abstand halten zu können und den Dingen ihren Lauf zu lassen.

Der Drang, sich einzumischen, obwohl niemand danach gefragt hat, verbraucht Ihre Kräfte und führt zu nichts. Dauernd etwas tun zu müssen, nur damit man das Gefühl hat, es würde etwas passieren oder es würde sich etwas weiterbewegen, ist reiner Energieverschleiß.

Für diejenigen unter Ihnen, die sich vom Leben selbst weiterleiten lassen wollen und die abwarten können, wird es jetzt immer wichtiger, die eigene Intuition zu Wort kommen zu lassen und Ihre eigene innere Stimme wieder mehr und mehr zu hören.

Zeichen kommen von innen und von außen. Manchmal sind die Zeichen am Weg recht unscheinbar und leicht übersehbar, wenn man nicht aufmerksam genug ist.

Sie müssen nicht in einer Höhle im Himalaja sitzen, um die Zeichen des Lebens zu empfangen. Diese Zeichen können sich auch auf der Bahnhofstraße in Zürich bemerkbar machen.

Obwohl es sicher leichter ist, in Stille und Abgeschiedenheit auf sein Inneres zu hören, ist es doch nicht unmöglich, auch in einem überfüllten Zug oder in einem Zirkuszelt einen Lichtblick zu erhalten.

Es kommt, wie wir gesehen haben, immer auf den Grad der inneren Aufmerksamkeit an. Wenn Sie aufmerksam sind, dann spüren Sie, wenn etwas Wichtiges auf Sie zukommt. Dann öffnen Sie sich für die geheimnisvollen Botschaften Ihres Lebens.

Durch die Einstimmung auf das Innere und durch die wachsende Fähigkeit, Ihre Wahrnehmung, Ihr Bewußtsein zu schärfen, wird der Kontakt zu diesen feinen Energien, die uns alle umgeben, immer deutlicher.

Bis Sie an einen Punkt gelangen, an dem Sie einfach in sich hineinhorchen und dann ganz klar wissen, was zu tun oder nicht zu tun ist. Selbst wenn Ihre Eingebungen nicht immer verständlich sind für menschliche Ohren, so ist doch die innere Botschaft in ihrer Essenz klar.

Dem Leben auf diese Weise zu vertrauen bedeutet, Ihren Weg auch manchmal im Dunkeln, im Nichtwissen weiterzugehen.

Es bedeutet, sich nicht von Rückschlägen beirren oder einschüchtern zu lassen. Was das Leben mit Ihnen vorhat, wenn es Ihnen dabei hilft, Ihre wahre Mission zu finden, benötigt oft eine gewisse Zeit. Viele Einflüsse müssen zusammenfinden.

Vieles muß sich entwickeln, muß heranreifen, um sich vollends zu entfalten und sich in der Materie zu manifestieren.

Manchmal haben Sie auf Ihrem Weg eine Aufgabe zu bewältigen, deren Sinn nicht sofort verständlich ist. Erst später, wenn Sie an Ihrem neuen Platz gelandet sind, wird Ihnen klar werden, warum Sie auf Ihrem Weg dorthin dies oder jenes erlernen und tun mußten. Es wird Ihnen klar werden, warum es etwas ganz Bestimmtes zu erleben oder zu lernen galt und wie gerade diese Erfahrungen Ihr inneres Verständnis vertieften.

Sich dem Leben auf diese Weise anzuvertrauen und sich ihm hinzugeben erfordert Mut. Die Menschen denken oft, daß diese Art der Hingabe Schwäche sei, doch es ist in Wirklichkeit genau das Gegenteil. Sich dem eigenen Leben hinzugeben und ihm und damit auch gleichzeitig sich selbst mehr und mehr zu vertrauen, erfordert das größte, geistige Verständnis, das es gibt. Es erfordert das Vertrauen und das tiefe innere Wissen, daß uns das Leben immer weiterhilft, wenn wir uns seiner Hilfe anvertrauen und uns ihm öffnen.

Wir haben die Wahl: Entweder lernen wir Verantwortung zu übernehmen und dieser Kraft in uns zu vertrauen und mit den Energien des Mysteriums zu schwingen, oder nicht.

Wenn ja, beginnt sich unser Leben zu öffnen. Es beginnt, uns zu unterstützen und zu helfen. Es beginnt, uns auf einer tiefen Ebene zu nähren und zu erhalten. Wenn wir uns jedoch gegen die Kräfte des Lebens stellen, sterben wir innerlich langsam ab. Wir beginnen, den Kontakt mit unserer Energiequelle zu verlieren.

Es ist wie mit einer Pflanze, die man aus dem Boden reißt. Sie hat keine Verbindung zur Erde mehr, und ihre Wurzeln verdorren. Ein Mensch, der seine Wurzeln und damit die innere Verbindung zu seiner Lebenskraft verloren hat, ist wie ein welkes Blatt im Wind.

Um wirklich zu leben, muß er wieder lernen, daß sein ganzes Sein nur auf der Gnade des großen Mysteriums des Lebens beruht und er nicht die Macht hat, allein und getrennt von dieser Kraft zu existieren.

Das Wunder des Lebens ist nicht irgendwo, in einer phantomhaften Zukunft, zu suchen. Das Wunder ist das Leben selbst, im Hier und Jetzt!

Ein Mensch, der erkannt hat, daß er hier auf Erden nur ein vorbeiziehender Gast ist, und der seine innere Verbundenheit mit allem Leben und mit der göttlichen Kraft spürt, beginnt sich innerlich zu entspannen.

Das Leben selbst beginnt immer mehr und mehr für ihn zu sorgen. Das Leben selbst führt ihn auf seinen neuen Weg und zeigt ihm seine neue Aufgabe.

Er muß dafür zwar auch arbeiten, er muß auch etwas tun, aber seine innere Richtung bleibt klar und er wird nicht mehr von Zweifeln und den Ansichten anderer hin- und hergerissen. So ein Mensch bleibt innerlich bei sich. Er weiß, daß ihm sein Vertrauen in das Leben alle Türen öffnet.

Was das Leben mit Ihnen macht, wenn Sie sich ihm einmal anvertraut haben, bleibt Ihr Geheimnis. Nur Sie werden innerlich wissen, wie es Sie leitet und mit welchen inneren Zuständen der Freude und der Wonne es Sie beschenkt. Nur Sie selbst werden die Früchte Ihres eigenen Vertrauens ernten können.

Wenn Sie wollen, können Sie Ihre Einsichten und Ihre Erfahrungen mit anderen teilen. Es wird denjenigen, die auf einem ähnlichen Weg sind wie Sie, Mut und Vertrauen geben. Aber Sie können und brauchen niemanden zu überzeugen.

Diejenigen, die Sie verstehen, haben Augen und Ohren, um zu sehen und zu hören. Und für diejenigen, für die dieser Weg des Loslassens und des Vertrauens nicht ganz verständlich ist, weil sie andere Aufgaben im Leben zu bewältigen und zu lernen haben, sind Ihre Erfahrungen wertlos. Nehmen Sie diese Ablehnung nicht persönlich.

Lassen Sie jeden Menschen sein eigenes Glück und seine ganz persönliche Erfüllung suchen und finden. Besserwisser und Gutestuer mischen sich leider allzu oft in die Leben von Menschen ein, von denen sie keine Ahnung haben. Sie wollen anderen Menschen das Gute aufzwingen.

Sie fallen damit in dieselbe Kategorie von Menschen, die keinem anderen erlauben können, ihr eigenes Leben zu leben und über ihre eigenen Steine zu stolpern. Genießen und teilen Sie mit anderen, was Sie verstanden haben, aber zwingen Sie ihnen nichts auf und erwarten Sie keinen Dank dafür. Ihr eigener innerer Friede ist der beste Dank, den es gibt.

Sie haben in dieses Leben ein gewisses Maß an Energie und an Lebenskraft mitgebracht. Es gilt jetzt zu sehen, was Sie mit dieser Energie, was Sie mit dieser Kraft, die Ihnen noch zur Verfügung steht, anfangen wollen.

Stellen Sie sich vor, Sie hätten ein magisches Kästchen, welches einen Geist enthält, der Ihre wahren Wünsche erfüllen kann. Sie haben drei Wünsche frei.

Wählen Sie bewußt. Genau und bewußt zu erspüren, was diese drei Wünsche sind, ist Ihre Hauptarbeit. Es mag auch sein, daß Sie sich bereits einen oder gar zwei Wünsche aus diesem Kästchen erfüllt haben und jetzt nur noch einer übrig bleibt.

Fragen Sie Ihr eigenes Leben, was dieser letzte Wunsch sein mag. Wie Sie Ihre Kräfte einsetzen können, damit dieser letzte Wunsch Wirklichkeit werden kann. Wie Sie Ihre innere Vision in die Tat umsetzen können und die innere Erfüllung finden, die Sie suchen.

Fragen Sie sich, was Ihnen jetzt, in diesem Moment, noch am meisten zu fehlen scheint. Wenn es vielleicht, wie bei vielen

Menschen, das Geld ist, dann sollten Sie sich über eines im klaren sein: Geld ist eine Form von Energie, eine Form von Kraft. Wenn diese Kraft fließt und in Bewegung bleibt, ist sie positiv und bleibt lebendig. Wenn die Kraft des Geldes aber stagniert und festgehalten wird, erstarrt sie und wird negativ. Die Energie des Geldes, die auf vielerlei Ebenen hätte hilfreich sein können, stirbt ab, weil sie von wenigen Menschen festgehalten wird und nicht in Bewegung bleibt.

Äußerer Reichtum gibt eine gewisse Sicherheit und macht unabhängig. Er gibt eine gewisse Freiheit, und man kann damit sich selbst und anderen Gutes tun. Er gibt ein Gefühl der Macht und manchmal auch eine Zeitlang den so heißersehnten Respekt. (Doch nur solange das Geld da ist!)

Auf der anderen Seite bringt es auch Sorgen. Die Leute mit dem meisten Geld machen sich auch die größten Sorgen, sie denken viel an ihr Geld und was sie damit anfangen wollen. Ihre Gedanken, ihr Bewußtsein, drehen sich um Geld.

Es macht Sinn. Wer viel hat, muß sich auch um viel sorgen und kümmern. So ein Mensch hat oft Angst, daß ihm sein Reichtum wieder genommen werden könnte.

Jemand der hat, was er braucht, aber nicht zu viel besitzt, hat wenigstens diese Sorge nicht. Ich habe in Indien gelernt, mit wenig zu leben. Ich besitze kein Haus, keine Möbel und keine Reichtümer. Meine Schränke quellen nicht über, und ich habe nichts, was ich nicht brauche.

Aber ich genieße etwas, was für mich persönlich einen viel größeren Luxus darstellt. Ich habe Zeit für Muße. Ich habe Zeit für meine Freunde. Ich habe Zeit, in meinem Tipi zu liegen und den Raben nachzusehen, wie sie in dem endlosen, kobaltblauen Himmel Neu Mexikos ihre Kreise ziehen... Das ist für mich wahre Lebensqualität.

Ich sage nicht, daß Sie auf Ihrem neuen Weg am Hungertuch nagen sollen. Ich bitte Sie nur, sich ehrlich zu fragen, wieviel Sie wirklich in Ihrem Leben brauchen und wieviel Sie wirklich besitzen müssen.

Ich bitte Sie, Ihnen selbst zuliebe, eine gesunde Balance zwischen Haben und Sein, in Ihrer Gegenwart und in Ihrer Zukunft herstellen.

Wahrer Reichtum ist innen, und es ist wunderbar, wenn Sie auch äußeren Reichtum in Ihrem Leben genießen können. Aber klammern Sie sich nicht zu sehr daran, sonst wird er zu Ihrem Sarg. Verkaufen Sie nicht weiter Ihre Seele. Verkaufen Sie nicht weiter Ihre Lebenskraft an eine Form des Reichtums, der Sie letztlich unerfüllt zurückläßt. Identifizieren Sie sich nicht weiter mit dem, was Sie haben, sondern lieber mit dem, was Sie sind.

Fragen Sie sich zum Schluß noch einmal, ob Sie das Wichtigste in Ihrem Leben, wie zum Beispiel inneren Frieden oder Kreativität oder ein inneres Glücksgefühl oder Liebe, mit Geld kaufen können.

Wenn nicht, dann fragen Sie sich bitte, wo dieser innere Friede, wo diese Kreativität, wo dieses innere Glücksgefühl, wo diese Liebe in Ihrem Leben in Wirklichkeit herkommen.

Ich möchte an dieser Stelle einen Vers aus dem Tao Te Ching von Lao Tzu, dem Weisen aus China, zitieren, der bereits über 500 Jahre vor Christus gelebt hat. Für mich symbolisiert das Tao Te Ching die Weisheit schlechthin und ist deshalb jedem Menschen zu empfehlen.

Was ist wichtiger, Berühmtheit oder Integrität?
Was ist kostbarer, Reichtum oder Glück?
Was ist destruktiver, Erfolg oder Mißerfolg?

Wenn Du Deine Erfüllung bei anderen suchst,
wirst Du niemals wirklich erfüllt sein.
Wenn Dein Glück nur auf Reichtum beruht,
wirst Du niemals wirklich glücklich sein.

Sei zufrieden mit dem, was Du hast,
freue Dich über das, was ist.

Wenn Du realisierst, daß Dir nichts fehlt,
gehört Dir die ganze Welt.

Meditieren Sie über diese Verse, denken Sie über diese Worte nach. Lassen Sie sie tief in sich einsinken. Erkennen Sie die zeitlose Wahrheit in diesen Worten von Lao Tzu. Die Wahrheit besitzt ihre eigene Kraft der Überzeugung.

Geistige Einsichten sind nicht vom hohen Roß aus zu erreichen. Man muß herabsteigen und im Schlamm wühlen, wenn man wirklich etwas verstehen will. Man muß die Materie umarmen, um die Geheimnisse des Himmels zu begreifen und sich an ihnen zu erfreuen.

Man muß begreifen, daß Materie und Geist nicht getrennt existieren. Eines durchwirkt unablässig das andere. Die Seele ist der innere Kern der Körpers, und der Körper ist das äußere Gewand der Seele.

Das Große Mysterium des Lebens, nennen Sie es Gott oder den Großen Geist, oder wie immer Sie wollen, ist überall und ist immer für uns da. Es ist in uns und in allem, was uns umgibt.

Die Schmerzen der Menschheit erschaffen wir Menschen selbst. Sie entspringen unserer eigenen Arroganz und Uneinsichtigkeit. Wenn wir uns von dieser allmächtigen Kraft abwenden und glauben, wir müßten und könnten alles besser machen und alles selbst in die Hand nehmen, sind wir selbst für unser Leid verantwortlich.

Es geht auch anders. Ein Mensch, der vertraut, kann sich dem Leben hingeben. Er kann, wenn er will, mit der Kraft, die in ihm selbst wohnt, wahre Wunder vollbringen. Ab und zu wird Menschen auf diese Weise die Stärke verliehen, auch anderen Menschen, die nicht an ihre eigenen Kräfte glauben, zu helfen.

Dies ist ein großes Geschenk und darf nicht vernachlässigt werden.

Die Erkenntnisse, die sich durch dieses gesamte Buch ziehen, sind nicht über Nacht greifbar und lebbar. Doch jeder ehrliche Schritt bringt Sie Ihnen näher. Wenn Sie alles abgeschält haben, was Sie auf Ihrem weiteren Weg nicht mehr brauchen, wird Ihnen ganz von selbst klar werden, worum es geht.

Das Verständnis, welches dann in Ihnen ganz spontan erwacht, hat nichts mehr mit Esoterik oder kindlichen Träumereien zu tun.

Es ist eine praktische Tatsache. Sie müssen nichts tun, um zu *sein*. Sie *sind*, und dies ist das größte aller Wunder.

Sie sind hier. Sie müssen sich nicht verdrehen und verändern, um Ihr Glück zu finden. Alles, was es bedarf, ist ein offenes Herz und ein erwachendes Bewußtsein. Wenn Sie dem Leben erlauben, Sie zu leiten, erwachen Sie zu dem, was ist. Was ist, ist das Wunder Ihres eigenen Daseins, ist das Wunder Ihres eigenen Lebens.

Es ist ein großes Wunder, daß es diesen Planeten und uns überhaupt gibt. Doch meistens sind wir so in all unseren Sorgen und Illusionen gefangen, daß wir dieses Wunder gar nicht mehr sehen. Reiben Sie Ihre Augen, öffnen Sie Ihre Ohren und entdecken Sie eine vollkommen neue Welt. Eine Welt, die Wirklichkeit werden kann, wenn Sie Ihren Teil dazu beitragen.

Wie Ihr Leben weitergeht, was Sie weiterhin mit Ihrer Lebenszeit anfangen, liegt jetzt ganz in Ihrer Hand.

Nichts ist vorgefertigt oder entgültig festgelegt. Kein Karma muß unbedingt erfüllt werden. Alles kann sich verändern und sich zum Guten wenden. Alles kann sich wandeln, und Sie werden einen neuen Frühling erleben.

Wenden Sie sich von nun an nach innen, wenden Sie sich dem zu, was sie in Wirklichkeit sind, und erlauben Sie dieser inneren Kraft, ab jetzt Ihr Leben zu bestimmen und durch Sie zu wirken.

Die Kraft des inneren Friedens, der daraus erwächst, ist ein Geschenk an diejenigen, die gelernt haben, Ihren eigenen Weg zu gehen und niemanden um seinen Weg oder um seine Vision zu beneiden.

Wenn der Frieden das Herz eines Menschen berührt, glätten sich alle Wogen der Sehnsucht und des Verlangens. Wenn diese Art von Frieden einkehrt, schwingt Ihr Herz in Harmonie mit dem Leben und Sie erfahren, was stille Freude heißt. In diesem Augenblick haben Sie die wahren Prioritäten Ihres Lebens erkannt.

In dieser stillen Freude herrscht Ruhe, herrscht innere Stille. Ihr Kopf und Ihr Herz sind zur Ruhe gekommen und strahlen durch diesen inneren Frieden, durch Ihre Ruhe und Gelassenheit eine Lebendigkeit und Vitalität aus, die andere Menschen anzieht.

Ihre Kräfte sind nicht mehr hin und her gezogen, Sie sind innerlich nicht mehr zersplittert. Sie haben einen neuen Fokus gewonnen. Sie sind zu sich selbst heimgekehrt.

Nun können Sie im äußeren Leben tun und lassen, was Sie wollen. Sie sind frei, sich zu engagieren – oder auch nicht. Die reine Qualität Ihres Daseins berührt, mit oder ohne große Aktionen, alles, womit Sie in Berührung kommen.

Die Kraft des inneren Friedens strömt jetzt aus Ihren Augen und spiegelt sich in Ihren Worten und Taten. Sie ist in Ihrem Händedruck und in Ihrem Lächeln. Ihr innerer Friede kann ungehindert nach außen fließen.

Sie müssen nichts tun, um diese Kraft weiterzugeben. Die feine Schwingung dieser Kraft zieht ganz von selbst ihre Kreise. Sie berührt und durchdringt auch alle anderen Schwingungsfelder mit ihrer Energie.

Wenn Sie erkannt haben, daß innerer Friede, und dadurch auch äußerer Friede, die Blüte unserer menschlichen Existenz bedeutet und Sie wirklich Frieden in Ihr Leben einladen wollen, dann machen Sie sich bereit.

Eines der wichtigsten Dinge, die Sie in Ihrem weiteren Leben beachten und tun können, ist, nicht weiter durch unbewußte Handlungen zu Ihrem eigenen Unglück und damit auch zum Elend der Menschheit beizutragen.

Der erste Schritt ist deshalb immer der, sich selbst zu respektieren und gut zu behandeln. Denn wie Sie sich selbst behandeln, so behandeln Sie auch die anderen Menschen. Wie Sie mit sich selbst umgehen, so gehen Sie auch mit dem Rest der Welt um.

Die Kraft des inneren Friedens ist ein Geschenk des Lebens an die Menschen, welche Ihre wahre Aufgabe im Leben gefunden haben. Das Gefühl des inneren Friedens, der inneren Zufriedenheit und der daraus entspringenden Lebensfreude kann weder erzeugt noch manipuliert werden.

Sobald Sie damit beginnen, das zu tun, was Ihre wirkliche Aufgabe in diesem Leben ist, kommt dieser Friede ganz von selbst über Sie. Dann brauchen Sie nichts mehr zu tun, um diesen Frieden zu erlangen.

Die Erfüllung Ihrer Lebensvision liegt jetzt in Ihren Händen. Sie kommt aus Ihrem Herzen. Machen Sie sich innerlich leer, öffnen Sie vertrauensvoll Ihre Hände und empfangen Sie mit Dankbarkeit, was zu Ihnen gehört.

Die Kraft des inneren Friedens kommt in Ihr Leben, wenn Sie bereit sind, sie zu empfangen, und dieses Geschenk auch zu schätzen wissen. Die Erinnerung an Ihre innere Vision erwacht, wenn Sie bereit sind, sie zu leben und sich ihr auch hinzugeben.

Geben Sie sich selbst die Chance, Frieden in Ihr Leben einzuladen. Geben Sie sich die Chance, Ihr Leben zu transformieren und neu zu beginnen.

Wenn Sie auf die Fragen, bin ich glücklich, mit dem was ich habe, mit dem was ich tue, mit dem, was ich bin?, mit *ja* antworten können, haben Sie Ihr wahres «Ziel» erreicht.

Ihr kleiner Persönlichkeitstest		
I.	Verplanen Sie Ihre Freizeit?	
	1. Gar nicht	❒
	2. Manchmal	❒
	3. Meistens	❒
II.	Arbeiten Sie am liebsten:	
	1. Allein	❒
	2. Mit wenig Hilfe	❒
	3. Mit Menschen	❒
III.	Wo finden Sie die meiste Inspirationen:	
	1. Allein und in der Natur	❒
	2. Im Gespräch mit Menschen	❒
	3. Bei der Arbeit	❒
IV.	Was befriedigt Sie im Moment am meisten:	
	1. Innere Ruhe	❒
	2. Das Gefühl, nützlich zu sein	❒
	3. Geld	❒
V.	Wonach sehnen Sie sich im Augenblick:	
	1. Nach kreativem Selbstausdruck	❒
	2. Nach Liebe	❒
	3. Nach Anerkennung und Respekt	❒

VI. Was möchten Sie überwinden:

1. Angst und innere Unsicherheit ❐
2. Neid ❐
3. Das Gefühl, nicht gut genug zu sein ❐

VII. Womit verbringen Sie am liebsten Ihre Zeit:

1. Mit wandern und lesen ❐
2. Am Computer sitzend ❐
3. Aktivitäten mit Freunden ❐

VIII. Was fehlt Ihnen am meisten:

1. Mehr Freizeit ❐
2. Eine befriedigende Tätigkeit ❐
3. Mehr Selbstvertrauen ❐

IX. Womit könnten Sie sich selbst glücklich machen:

1. Durch größeres Selbstvertrauen ❐
2. Durch eine Liebesbeziehung ❐
3. Durch eine erfüllende Arbeit ❐

X. Wo möchten Sie am liebsten in 5 Jahren sein:

1. In einer meditativen Umgebung ❐
2. In einer liebevollen Beziehung ❐
3. Auf der Höhe Ihres äußeren Erfolges ❐

XI. Können Sie sich vorstellen, daß sich Ihre innere Vision verwirklichen kann und daß Sie Ihren neuen Weg finden?

1. Ja ❐
2. Vielleicht ❐
3. Sehr unsicher ❐

So errechnen Sie Ihre Punkte;

Für die Nummer 1 gibt es: Einen Punkt
Für die Nummer 2 gibt es: Zwei Punkte
Für die Nummer 3 gibt es: Drei Punkte

Zählen Sie am Schluß Ihre Punkte zusammen.

Wenn Sie zwischen 11 und 15 Punkten liegen, ist es sehr wahrscheinlich, daß Sie gut allein mit sich selbst zurechtkommen und nicht viel äußere Anerkennung oder gesellschaftliche Aktivitäten zu Ihrer inneren Erfüllung brauchen.

Sie identifizieren sich nicht mehr mit allem und jedem. Sie haben einen Weg gefunden, mit Ihrem Innersten Kontakt aufzunehmen und sich selbst auf einer seelischen und emotionalen Ebene zu nähren. Sie fühlen sich am glücklichsten, wenn Sie sich in regelmäßigen Abständen vom Rummel der Welt zurückzuziehen können, um ein stilles und meditativeres Leben anzustreben. Sie brauchen das Alleinsein, um sich zu regenerieren, Sie brauchen Ruhe und Stille, um zu sich selbst zu finden. Sie brauchen Abstand, um zu sehen, wo Sie stehen.

Wenn Sie zwischen 15 und 25 Punkten liegen, fühlen Sie sich zwar in Ihrem Alltag noch relativ integriert, gefordert und erfolgreich, doch Sie träumen bereits von einer inneren und vielleicht sogar äußeren Veränderung.

Sie können sich anpassen, in der Gesellschaft gut agieren und die von Ihnen erwartete Rolle spielen, doch die Sehnsucht nach wahrem inneren Selbstausdruck ist bereits in Ihnen erwacht.

Sie befinden sich in einem Zwischenbereich. Sie stehen auf der geistigen Ebene an einer Schwelle, Sie stehen vor einem Umbruch. Im rechten Moment wird Ihnen das Leben helfen, die Entscheidung zu treffen, diese wichtige innere Schwelle zu überschreiten und Ihren neuen Weg einzuschlagen.

Wenn Sie zwischen 25 und 33 Punkten liegen, brauchen Sie die äußere Welt als Spiegel für Ihren kreativen Selbstausdruck. Sie brauchen das Gefühl, mitten im Leben zu stehen und mit den Menschen verbunden zu sein. Sie brauchen liebevolle und positive Zusprache und Feedback, um Ihr Vertrauen in sich selbst weiter zu entwickeln und wirklich Ihr Bestes zu geben.

Nutzen Sie alle Chancen, und schrecken Sie auch vor Risiken und möglichen Fehlern nicht zurück. Experimentieren Sie mit allem, was Ihnen das Leben an Chancen bietet. Lassen Sie Ihre Kräfte nicht brach liegen, lassen Sie Ihre Kraft nicht stagnieren.

Auf diese Weise tanken Sie nicht nur immer wieder neue Kräfte auf, sondern können auch vieles in Ihrem Leben in eine positive und für Sie persönlich erfüllendere Richtung hin bewegen.

ALLGEMEINE LITERATUR

Lao Tzu, Tao Te Ching
Krishnamurti, Jiddu: Du bist die Welt, Frankfurt a.M. 1993
Osho, Das Buch der Heilung, München 1995
Osho, Der vollkommene Weg, Zürich 1994
Hofmann, Albert, Einsichten – Ausblicke, München 1997
Keller, Erich, Wandel als Chance, Neuhausen 1997
Winter, Gayan Sylvie, Vision-Quest-Tarot, Neuhausen 1998

Veröffentlichungen von Gayan S. Winter:

Wenn das Herz frei wird..., München 1982, als Taschenbuch Berlin 1991
Tarot der Liebe, mit W. v. Rohr, Neuhausen 1989
Tarot für Frauen, München 1995
Meditation für Frauen, München 1996
Die Heilung der inneren Frau, München 1998
Vision-Quest-Tarot, Neuhausen 1998
I Ging der Frau, München 1999
Das Schutzengel-Tarot, München 1999

CD, Kassette und Video:

Mystische Reisen, Tiefenentspannung und Meditation
CD und Kassette, Freiburg i.Br. 1990
Tarot, der Weg der Selbsterkenntnis, Freiburg i.Br. 1990
Meditation mit Musik von Deuter, CD und Kassette, München 1994

ÜBER DIE AUTORIN

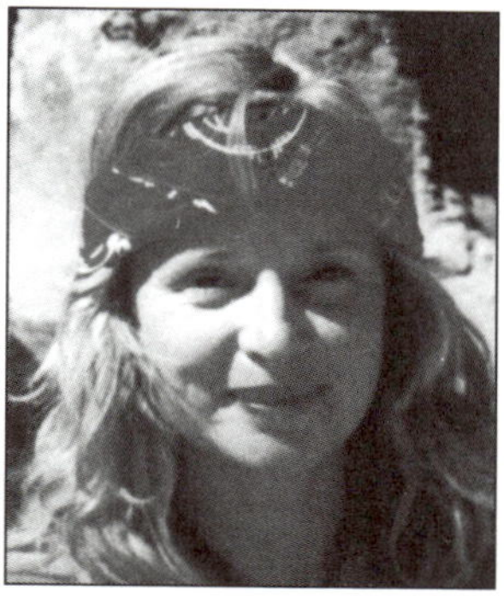

Als *Sylvie Winter*, Jahrgang 1945, stieg sie Mitte der siebziger Jahren aus zwei erfolgreichen Karrieren aus, ließ alles hinter sich und ging nach Indien. Dort studierte und praktizierte sie sieben Jahre lang verschiedene Religions- und Meditationswege und begann ein neues Leben.

Heute hat sich Gayan Sylvie Winter durch ihre Bücher, Seminare und Interviews in Radio und Fernsehen als spirituelle Lebensberaterin einen Namen gemacht. Durch ihren Humor und ihre herzliche Offenheit sowie ihre mediale Begabung hilft sie Suchenden, den Weg in die eigene Wahrheit und Freiheit zu finden.

Gayan S. Winter lebt und arbeitet seit über 15 Jahren in Santa Fe, New Mexico, USA. Sie kommt jährlich für Seminare und Privatsitzungen nach Europa.

Bitte Information bei folgenden Kontaktadressen anfordern:

Buchhandlung im Licht, Oberdorfstraße 28, CH-Zürich
Tel: 0041/1/252 6868, Fax: 0041/1/252 6860

Frankfurter Ring, Kobbachstraße 12, D-60433 Frankfurt
Tel: 0049/69/516755, Fax: 0049/69/512220

Persönliche Notizen

Persönliche Notizen

Persönliche Notizen

Persönliche Notizen

Persönliche Notizen